Kliniktaschenbücher

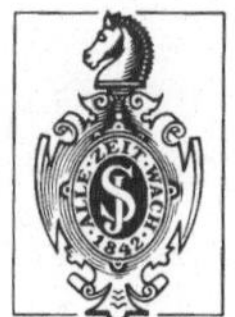

Die lumbale Bandscheibenerkrankung in der ärztlichen Sprechstunde

Herausgegeben von
B. Kügelgen und A. Hillemacher

Mit Beiträgen von
K. Brune, K. Christiani, R. Fahlbusch
W. Grüninger, F. Henschke, A. Hillemacher
D. Hohmann, J. Jörg, B. Kügelgen, K. Liebig
G. Paal, H.-J. Pesch, T. von Poschinger
H.-S. Reichel, H.-W. Scharafinski, U. Weisser

Mit 44 Abbildungen und 54 Tabellen

Springer-Verlag
Berlin Heidelberg New York Tokyo

Dr. Bernhard Kügelgen
Dr. August Hillemacher
Nervenkrankenhaus Bayreuth
Cottenbacher Straße 23
D-8580 Bayreuth

ISBN-13:978-3-540-15413-6   e-ISBN-13:978-3-642-70476-5
DOI: 10.1007/978-3-642-70476-5

CIP-Kurztitelaufnahme der Deutschen Bibliothek
Die lumbale Bandscheibenerkrankung in der ärztlichen Sprechstunde / hrsg. von
B. Kügelgen u. A. Hillemacher. Mit Beitr. von K. Brune . . . - Berlin ; Heidelberg ;
New York ; Tokyo : Springer, 1985. (Kliniktaschenbücher)
ISBN-13:978-3-540-15413-6

NE: Kügelgen, Bernhard [Hrsg.]; Brune, Kay
[Mitverf.]

2125/3140-543210

Vorwort

Die einzelnen Themen zum Problem der lumbalen Bandscheibenerkrankung wurden aus selbsterfahrenen Schwierigkeiten in der Behandlung unserer Patienten ausgewählt.
Wir danken allen Autoren, daß sie in der gebotenen Kürze konkret
und praxisnah zu Fragen der Diagnostik und Therapie unter Berücksichtigung des aktuellen Wissensstandes Stellung genommen
haben. Unser Dank gilt wiederum Herrn Dr. Thiekötter vom Springer-Verlag für die sehr gute Zusammenarbeit und die gewissenhafte
Betreuung des Buches.
Frau D. Lauterbach hat unermüdlich die vielen Schreibarbeiten erle-
digt.
Der Firma Midy, München, sind wir für die großzügige Unterstüt-
zung der Tagung und dieses Buches sehr verbunden, ebenso der
Paul-Martini-Stiftung.
Unser herzlicher Dank gilt vor allem dem Direktor des Nervenkrankenhauses Bayreuth, Herrn Professor Dr. F. Böcker, für sein Engage-
ment und seine stete Förderung.

Bayreuth, im Oktober 1985   B. Kügelgen
                                                       A. Hillemacher

Inhaltsverzeichnis

Einleitung *(F. Böcker)* 1

Historische Aspekte der lumbalen Bandscheibenerkrankung
(U. Weisser) 2

Pathologische Anatomie der lumbalen Bandscheibenkrankheit
(H.-J. Pesch und F. Henschke) 17

Klinik und Differentialdiagnose der lumbalen
Bandscheibenerkrankung aus neurologischer Sicht *(G. Paal)* . . 28

Elektrophysiologische Untersuchungen im Rahmen der
lumbalen Bandscheibenerkrankungen: Indikation,
Aufwand, Aussagefähigkeit
(J. Jörg und H.-W. Scharafinski) 38

Neuroradiologische Untersuchungen: Indikation, Aufwand,
Aussagefähigkeit *(A. Hillemacher)* 58

Enger lumbaler Spinalkanal, Diagnostik und Therapie
(D. Hohmann) 68

Psychologisch-psychiatrische Aspekte der lumbalen
Bandscheibenerkrankung
(B. Kügelgen) 79

Toxikologische und pharmakologische Probleme bei der
medikamentösen Behandlung der Bandscheibenerkrankung
(K. Brune) 98

Die medikamentöse Behandlung der Bandscheibenerkrankung
(K. Christiani) 116

Chemonukleolyse *(K. Liebig)* 121

Operative Behandlung der lumbalen
Bandscheibenerkrankung: Indikation, Erfolgsaussichten;
der operierte Bandscheibenkranke als Problempatient
(R. Fahlbusch und T. v. Poschinger) 134

Krankengymnastische Behandlung der lumbalen
Bandscheibenerkrankung unter Berücksichtigung der
Manuellen Therapie *(H.-S. Reichel)* 151

Berufliche und soziale Probleme bei der lumbalen
Bandscheibenerkrankung *(W. Grüninger)* 161

Sachverzeichnis 181

Mitarbeiterverzeichnis

Prof. Dr. med. Böcker, Felix
Direktor des Nervenkrankenhauses
Cottenbacher Str. 23
D-8580 Bayreuth

Prof. Dr. med. Brune, Kay
Direktor des Instituts für Pharmakologie und Toxikologie
Universitätsstr. 22
D-8520 Erlangen

Priv. Doz. Dr. med. Christiani, Klaus
Leitender Oberarzt der Abteilung für Neurologie
im Klinikum der Universität Kiel
Niemannsweg 147
D-2300 Kiel 1

Prof. Dr. med. Fahlbusch, Rudolf
Direktor der Neurochirurgischen Universitätsklinik
Schwabachanlage 6
Kopfklinikum
D-8520 Erlangen

Prof. Dr. med. Grüninger, Werner
Chefarzt der Neurologischen Klinik des Krankenhauses Hohe Warte
Hohe Warte 8
D-8580 Bayreuth

Dr. med. Henschke, Frank
Pathologisches Institut der Universität Erlangen-Nürnberg
Krankenhausstraße 8–10
D-8520 Erlangen

Dr. med. Hillemacher, August
Leitender Arzt der Neurologischen Abteilung des Nervenkrankenhauses
Cottenbacher Str. 23
D-8580 Bayreuth

Prof. Dr. med. Hohmann, Dieter
Direktor der Orthopädischen Universitätsklinik
Rathsberger Str. 57
Waldkrankenhaus
D-8520 Erlangen

Prof. Dr. med. Jörg, Johannes
Direktor der Neurologischen Universitätsklinik Lübeck
Ratzeburger Allee 160
D-2400 Lübeck

Dr. med. Kügelgen, Bernhard
Oberarzt am Nervenkrankenhaus
Cottenbacher Str. 23
D-8580 Bayreuth

Priv. Doz. Dr. med. habil. Liebig, Klaus
Oberarzt der Orthopädischen Universitätsklinik
Rathsberger Str. 57
Waldkrankenhaus
D-8520 Erlangen

Prof. Dr. med. Paal, Gerd
Chefarzt der Neurologischen Abteilung des Krankenhauses
München-Harlaching
Sanatoriumsplatz 2
D-8000 München 90

Prof. Dr. med. Pesch, Hans-Jürgen
Leitender Oberarzt des Pathologischen Instituts der Universität
Erlangen/Nürnberg
Krankenhausstr. 8–10
D-8520 Erlangen

Dr. med. Poschinger von, Thomas
Neurochirurgische Universitätsklinik
Schwabachanlage 6
Kopfklinikum
D-8520 Erlangen

Reichel, Hilde-Sabine
Krankengymnastin
Belgradstr. 5 a
D-8000 München 40

Dr. med. Scharafinski, Hans-Werner
Neurologische Universitätsklinik
Hufelandstr. 55
D-4300 Essen

Priv. Doz. Dr. med. habil. Dr. phil. nat. Weisser, Ursula
Medizinhistorisches Institut
der Johannes-Gutenberg-Universität
Am Pulverturm 13
D-6500 Mainz

Einleitung

F. BÖCKER

Kreuzschmerzen, Hexenschuß, Bandscheibenleiden sind Erkrankungen, die oft zu wirklichen „Plagen" werden für den Patienten, aber auch für den Arzt, an den sich der Kranke mit der Hoffnung auf Linderung und Heilung wendet.

Diesem „Geplagt-Sein" kann nur durch klare Diagnostik und gezielte Therapie mit ebenso klarer Patientenführung begegnet werden. Zweifellos steht aber der Arzt in der Praxis, wenn es um das „Kreuz" geht, vor schwierigen, oft langwierigen und manchmal unbefriedigenden Situationen.

Hier zu helfen, war das Anliegen eines Symposions im Nervenkrankenhaus Bayreuth, dessen Referate in diesem Buch zusammengefaßt worden sind.

Von den Autoren werden mehrere medizinische Disziplinen repräsentiert; in dieser Tatsache spiegelt sich die klinische Erfahrung wider, daß vielfach nur in enger Kooperation der beteiligten Fachgebiete ein vernünftiger und erfolgversprechender therapeutischer Weg gefunden werden kann. Die fächerübergreifende Betreuung von Patienten mit lumbalen Bandscheibenerkrankungen steht im Mittelpunkt, um dem behandelnden Arzt erneut Mut zur Zusammenarbeit zu machen und um gleichzeitig die durchaus vielfältigen heutigen diagnostischen und therapeutischen Möglichkeiten und Risiken darzustellen.

Ich wünsche dieser Schrift eine weite Verbreitung, weil ich überzeugt bin, daß sie in der Praxis unmittelbar hilfreich sein wird.

Historische Aspekte der lumbalen Bandscheibenerkrankung

U. WEISSER

Wenn im Titel dieser historischen Einführung kurzweg von der lumbalen Bandscheibenerkrankung die Rede ist, so ist einschränkend vorauszuschicken, daß die vielfältigen klinischen Erscheinungen des Lumbalsyndroms erst seit etwa einem halben Jahrhundert mit pathologischen Veränderungen der Zwischenwirbelscheibe in Verbindung gebracht werden. Vorher werden sie unter den Bezeichnungen Ischias, Lumbago und Kreuzschmerz auf mancherlei andere ätiologische Faktoren zurückgeführt. Im folgenden soll es um den Wandel der pathogenetischen Vorstellungen bis hin zur modernen Konzeption des diskogenen Lumbalsyndroms gehen, und zwar vornehmlich am Beispiel der Ischias, die wegen ihrer akuten Schmerzsymptomatik von jeher besondere Aufmerksamkeit gefunden hat.
Angaben über die Ischias sind bereits aus der Antike überliefert, von knappen Notizen im Corpus Hippocraticum im 5. vorchristlichen bis zu detaillierten Ausführungen bei CAELIUS AURELIANUS im 5. nachchristlichen Jahrhundert, der nach SORANOS (um 100 n. Chr.) unter den auslösenden Faktoren neben Kälte auch ungewohnt schweres Heben und Umgraben, unter den Symptomen ausstrahlenden Schmerz, Parästhesien, Atrophie der betroffenen Extremität, Defäkationsstörungen und Zehengang erwähnt und den Altersgipfel in die mittleren Lebensjahre verlegt. Als Sitz der Ischias gilt den alten Autoren, wie schon der Name sagt, die Hüftregion. Meist wird sie als Hüftgelenkserkrankung aufgefaßt und, gemäß der humoralpathologischen Ausrichtung der antiken Medizin, mit der Ansammlung krankhaft veränderter Säfte schleimiger oder galliger Natur begründet - so auch von dem für die nachfolgenden Jahrhunderte maßgeblichen Autor GALEN von Pergamon (2. Jhdt. n. Chr.).
In der frühen Neuzeit wird vereinzelt neben der Gelenkischias eine

zweite, den Nervus ischiadicus befallende Form angenommen. Die erste Monographie über diese „Ischias nervosa" - je nach Lokalisation im N. ischiadicus oder im N. femoralis unterschieden in I. n. postica und antica - verfaßt 1764 in Neapel Domenico COTUGNO (vgl. VIETS 1935), nach dem sie im 19. Jhdt. auch *Malum Cotunnii* genannt wird. Als Ursache vermutet er eine ödematöse Auftreibung („Hydrops") der Nervenscheide, sei es durch den hier erstmals beschriebenen Liquor cerebrospinalis, sei es infolge von Zirkulationsstörungen in den Vasa nervorum. Zur Ischialgie kommt es, wenn die Nervenfaser durch das aufgequollene Gewebe komprimiert oder durch die Schärfe der Ödemflüssigkeit gereizt wird.

Im 19. Jhdt. stützt man sich zwar für die klinische Beschreibung der Ischias auf COTUGNO, faßt sie jedoch zumeist als Neuralgie, als rein funktionelle Störung auf. Ich nenne nur François Louis Isidore VALLEIX, der 1841 die Druckschmerzpunkte im Verlauf des Ischiadicus herausarbeitete, und Moritz Heinrich ROMBERG (1840/46), nach dem die Ischialgie vom Gebiet des Plexus lumbosacralis ausgeht. Im Gegensatz definiert 1864 Charles LASÈGUE die idiopathische Ischias als Krankheitsprozeß mit materiellen Veränderungen, wobei er einen gutartigen neuralgiformen und einen bösartigen neuritischen Typ mit progredientem Verlauf unterscheidet. Das nach ihm benannte Zeichen, den durch passive Flexion des gestreckten Beines in der Hüfte erzeugten Ischiasschmerz, der bei entsprechender Bewegung mit gebeugtem Knie ausbleibt, führt er auf die Kompression des Nerven durch die angespannte Hüftmuskulatur zurück, nimmt demnach einen muskulären Einfluß auf die Pathogenese an. Die Veröffentlichung dieses Zeichens verdanken wir LASÈGUES Schüler J.J. FORST (1881, vgl. WARTENBERG 1951), seine korrekte Deutung als Dehnungsschmerz Laza K. LAZAREVIĆ (1880, s. LAZAREVIĆ 1884, DIMITRIJEVIC 1955) und Julien de BEURMANN (1884).

Ob die idiopathische Ischias den Neuralgien oder den Neuritiden zuzuordnen sei, wird noch jahrzehntelang diskutiert (s. ALEXANDER 1922), doch wird sie in der ersten Hälfte unseres Jahrhunderts überwiegend als entzündliche Krankheit aufgefaßt. Als Sitz der Läsion werden neben Stamm und Plexus zunehmend die Spinalwurzeln in Betracht gezogen. So deutet 1886 Carl NICOLADONI die im selben Jahr von Eduard ALBERT erstmals beschriebene heterologe Ischiasskoliose (Neigung des Rumpfes zur gesunden Seite) als Schonhaltung, die u. a. die Intervertebrallöcher der betroffenen Seite erweitert und damit die erkrankten Wurzeln entlastet. Auch die 1902 von Bernhard BARDENHEUER empfohlene „Nevrinsarkoklesis", die Einbettung der beiden oberen Sakralwurzeln in Weichteile nach Teilresektion der Articulatio sacroiliaca, beruht auf der Annahme einer Wurzelirritation. 1904 beschreiben L. LORTAT-JACOB u. G. SABARÉANU in Paris als Sonderform der Ischiasneuritis die einseitige Wurzelischias mit Ausstrahlung des Schmerzes in typische Hautareale; nach Johannes Karel August WERTHEIM SALOMONSON (1911) weist die Mehrzahl der Ischialgien diese radikuläre Verteilung auf. Der französische Neurologe Jules DEJERINE und seine Schule führen diese ischiadische Radikulitis auf eine intradurale Entzündung meist syphilitischer Genese zurück (DEJERINE u. REGNARD 1912; DEJERINE 1914). Jean Athanase SICARD (1912) dagegen lokalisiert die Läsion im sogenannten Funiculus vertebralis, dem Abschnitt zwischen Spinalganglion und Plexus, weshalb er die Ischias Funikulitis oder, im Hinblick auf die vermutete Rolle des knöchernen Nervenkanals bei der Pathogenese, Neurodochitis (SICARD 1918) nennt. Auf mechanische Ursachen weist auch nach Heinrich QUECKENSTEDT (1917) die Eiweißvermehrung im Liquor ohne Pleozytose bei der Ischias hin. Von diesen verschiedenen Ansätzen her entsteht schließlich das Bild einer vornehmlich in der Wurzel, aber auch im Plexus und im Stamm lokalisierten Ischiasneuritis mechanischer, infektiöser, rheumatischer oder fokaltoxischer Genese (WEXBERG 1935). Parallel dazu wird – insbesondere in der Orthopädie – die Ischialgie als sekundäre Manifestation von Läsionen des Sakroiliakal- oder Lumbosakralgelenks (DANFORTH u. WILSON 1925; BROCHER 1936; vgl. KEY 1947) bzw. der Wirbelgelenke im Lendenbereich allgemein (PUTTI 1927) aufgefaßt, wobei anatomische Anomalien am lumbosakralen Übergang als prädisponierender Faktor gelten.

Die Diskopathie rückt, wie eingangs angedeutet, als mögliche Ursache der lumbalen Schmerzsyndrome erst um das Jahr 1930 ins Blickfeld. Dies mag damit zusammenhängen, daß Wirbelsäulenchirurgie erst seit Beginn dieses Jahrhunderts in größerem Umfang betrieben wird und daß die Bandscheibe, da Diskopathien selten zum Tode führen, früher auch die Pathologen nicht vordringlich beschäftigte. Dementsprechend handelt es sich bei den ältesten Beobachtungen von Diskusverlagerungen um Zufallsbefunde, wenn man von vereinzelten Berichten über primär traumatische Bandscheibenrupturen (VIRCHOW 1857; KOCHER 1896) absieht. 1857 erwähnt Rudolf VIRCHOW beiläufig, er habe an zervikalen Bandscheiben mehrfach bis zu erbsengroße „Ekchondrosen" gesehen. 1858 bildet Hubert LUSCHKA in einer normalanatomischen Untersuchung über die Zwischenwirbelscheibe erstmals eine vom Gallertkern ausgehende, gelappte „Geschwulst" ab, wie er sie in zwei Fällen nach Ablösen des hinteren Längsbandes an einer lumbalen Bandscheibe fand. Da ihm eine Schädigung des Rückenmarks durch solche Tumoren denkbar erscheint, empfiehlt er, diese wohl häufigere Erscheinung genauer zu erforschen. Dazu kommt es indessen erst rund 70 Jahre später.

1926 registriert der Dresdner Pathologe Georg SCHMORL beim systematischen Studium von Wirbelsäulen, daß bei mehr als einem Drittel Nucleus-pulposus-Anteile in die Spongiosa der angrenzenden Wirbelkörper eingebrochen sind (SCHMORL 1927). Kurz darauf beobachtet er solche „Knorpelknötchen", die er als Chordome anspricht, auch an der Hinterfläche der Wirbel (SCHMORL 1928). Sein Schüler Rudolf ANDRAE (1929) kann bei 15,2% der untersuchten Wirbelsäulen meist medial gelegene „hintere Knorpelknötchen" nachweisen. Zunächst sprechen beide Autoren diesen Gebilden, die sie als degenerativ bedingt erkennen, jegliche klinische Relevanz ab, bis SCHMORL größere Exemplare begegnen, die Druckerscheinungen am Mark hervorzurufen vermögen (SCHMORL 1929; SCHMORL u. JUNGHANNS 1932).

Die Neurochirurgen verfügen zu jener Zeit bereits über längere Erfahrung mit Knorpelgebilden im vorderen Wirbelkanal, die indessen zumeist nicht als Bandscheibenfragmente erkannt werden. Bei der ersten erfolgreichen Diskotomie entfernt 1908 Fedor KRAUSE in Berlin einem Patienten, der an einer traumatisch ausgelösten Ischialgie mit beidseitigen Ausfällen im Versorgungsgebiet des Plexus lumbosacralis sowie Blasen- und Mastdarmlähmungen leidet, ein doppeltbohnengroßes Knorpelstück, das er für ein vom Wirbelkörper ausgehendes Enchondrom hält (OPPENHEIM u. KRAUSE 1909). 1911 beobachtet Joel E. GOLDTHWAIT in Boston im Anschluß an eine Wirbelsäulenmanipulation zwecks Einrenkung einer vermuteten Subluxation des Lumbosakralgelenks ein Kauda-Querschnittssyndrom. Obgleich die von Harvey CUSHING durchgeführte operative Exploration nur eine leichte Wirbelkanalstenose bei L5/S1 ergibt, vermutet GOLDTHWAIT als Ursache der Kaudaerscheinungen eine bei der Manipulation vom Wirbelkörper abgerissene und dorsalverlagerte Bandscheibe. Im selben Jahr gelingt es George S. MIDDLETON und John M. TEACHER in Glasgow in einem ähnlichen Fall, wo Ischialgie und Querschnittslähmung durch das Heben einer schweren Metallplatte ausgelöst wurden, bei der Obduktion den dorsolateral ausgetretenen Gallertkern im Spinalkanal nachzuweisen. Zur Aufklärung des pathophysiologischen Mechanismus studieren sie Wirbelsäulenabschnitte unter Druckbelastung und beobachten, wie sich der Nucleus pulposus durch die Lamellen des Faserrings vorschiebt und diesen schließlich vollständig perforiert.

Diese bemerkenswerten Versuche bleiben unbeachtet. Noch fast 20 Jahre lang wird Bandscheibengewebe, das bei lumbalen und – im amerikanischen Schrifttum überdurchschnittlich häufig vertreten – zervikalen Mark- und Wurzelkompressionserscheinungen entfernt wird, als extradurales Neoplasma, als Ek- bzw. Enchondrom oder Chordom, gedeutet (STEINKE 1918; ADSON u. OTT 1922; ELSBERG 1928; STOCKEY 1928; BAILEY u. BUCY 1930). 1929 identifiziert Walter E. DANDY in Baltimore lose Knorpelstückchen, die er statt des ursprünglich diagnostizierten Kaudatumors im Wirbelkanal findet, als Bandscheibensequester. Da er diesen Befund zweimal kurz nacheinander erheben kann, schließt er, daß Bandscheibenprolapse häufiger vorkommen und nicht nur Kaudatumoren simulieren, sondern auch für die Entstehung der (beidseitigen) Ischias verantwortlich sein können. Nun werden die intra vitam erhobenen Befunde auch mit den neuen pathologisch-anatomischen Erkenntnisssen in Verbindung gebracht. 1930 sprechen sich in Frankreich T. ALAJOUANINE und D. PETIT-DUTAILLIS, die früher (1928) die Tumorhypothese vertraten, für die Identität des bei Operationen exzidierten Knorpelmaterials mit SCHMORLS „hinteren Knorpelknötchen" aus (s. auch SASHIN 1931). Charles ELSBERG (1931), der bis dahin wohl die größten Operationszahlen vorzuweisen hat, klassifiziert die sogenannten „Chondrome" des Spinalkanals aufgrund ihrer normalen Histologie nunmehr als hyperplastische Ekchondrosen, wenngleich er Übergänge zu echten Neoplasmen für möglich hält. In Deutschland wird im selben Jahr erstmals bei einem von Martin KIRSCHNER in Tübingen operierten Patienten nachträglich ein Bandscheibenvorfall diagnostiziert (ELLMER 1932). Die erste zusammenfassende Darstellung des neuen Krankheitsbildes der diskogenen Rückenmark- und Spinalwurzelkompression nach der Literatur legt schon 1933 G.J.J. MAURIC, ein Schüler ALAJOUANINES, vor. Die unterschiedliche Klassifizierung der vermeintlichen Tumoren durch frühere Autoren erklärt er einleuchtend mit variierenden histologischen Befunden je nach dem Grad der Altersregression der prolabierten Bandscheibe.

Zum eigentlichen Durchbruch verhilft der neuen Konzeption der Bericht von William J. MIXTER und Joseph S. BARR (1934) über 19 erfolgreiche Diskotomien – davon 11 im Lendenbereich – am Massachusetts General Hospital in Boston. Auf die Diagnose „Bandscheibenruptur" kommen sie erstmals bei einem 1932 operierten Patienten. BARR bezweifelt das Vorliegen eines Tumors, weil die Beschwerden im Anschluß an einen Sportunfall auftraten. In der Tat ergibt die pathologische Untersuchung des exzidierten Gewebes wie bereits in einem frühen Fall keinerlei Anzeichen für Neoplasie (vgl. MIXTER 1949; BALLANTINE 1980). Die erste Bandscheibenoperation unter richtiger präoperativer Diagnose scheint 1933, unter Mitwirkung von BARR, Philip D. WILSON ausgeführt zu haben.

Bei diesen ersten Operationen bildeten zumeist schwere neurologische Ausfälle bis hin zur Kauda-Querschnittslähmung die Indikation für den Eingriff. Nur zögernd setzt sich daher die Erkenntnis durch, daß auch weniger akute Zustände wie Kreuzschmerz und uniradikuläre Ischialgie bandscheibenbedingt sein können. Seit 1936 propagiert besonders James Grafton LOVE von der Mayo Clinic, der schon in den dreißiger Jahren über 500 Prolapse operiert, die frühe Intervention des Chirurgen, ehe Nervenwurzeln oder Cauda equina vom Druck der Bandscheibe irreversibel geschädigt sind. Bis Mitte der vierziger Jahre bleiben die USA das Zentrum der Bandscheibenchirurgie. Die anfangs übliche Entfernung mehrerer Wirbelbogen wird durch immer knochenschonendere Verfahren von der Hemilaminektomie über die halbseitige Teilresektion einzelner Bögen (SEMMES 1939) bis hin zum interlaminären Zugang durch Fensterung des Ligamentum flavum (LOVE 1939a) ersetzt. Besteht zuerst noch manche Unsicherheit hinsichtlich der Indikation, so verhelfen die rasch anwachsenden Fallzahlen zu besserer Korrelation von klinischem Bild und zugrundeliegender Läsion. Zunächst wird dem Kreuzschmerz die einfache Diskuszermürbung ohne Gewebsverlagerung zugeordnet, der Lumbago die reponible Protrusion, der Ischialgie der wurzelkomprimierende Prolaps (PENNYBACKER 1940; BARR u. MIXTER 1941; FRIBERG 1941; s. auch BRADFORD 1942; KEEGAN 1944), doch schon 1941 heben BRADFORD und SPURLING hervor, daß bereits eine Verwölbung bei intaktem Faserring Wurzelischias verursachen kann. Als verschiedene Operationsstatistiken übereinstimmend ausweisen, daß über 90% der Fälle die beiden untersten Lendenbandscheiben betreffen (BARR et al. 1937; LOVE 1939b; SEMMES 1939; BRADFORD und SPURLING 1939), sind Diskusschäden mit klinischen Methoden so gut zu lokalisieren, daß die risikobelastete Myelographie mit nicht resorbierbarem Jodöl (eingeführt von SICARD und FORESTIER 1922; die 1937 von REICHERT empfohlene Luftmyelographie liefert unbefriedigende Ergebnisse) in vielen Fällen überflüssig wird. Verzicht auf die Kontrastdarstellung fordert vor allem DANDY (1941, 1942, 1943; s. auch LOVE 1939b; SPURLING u. BRADFORD 1939, NORLÉN 1944), da ohnehin rund zwei Drittel aller operativ verifizierten Bandscheibenprotrusionen als „versteckte Prolapse" im Myelogramm nicht sichtbar seien. Weitere Hilfe für die Diagnostik bedeuten J. Jay KEEGANS Schema der sensiblen Dermatome (1944) und die von H. SCHLIACK (1955) identifizierten „Kennmuskeln" der Lumbosakralwurzeln sowie die 1948 von Knut LINDBLOM eingeführte Diskographie. Einen wesentlichen Beitrag zum funktionspathologischen Verständnis des Lumbalsyndroms leistet 1951 Herbert JUNGHANNS mit der Einführung des Begriffs „Bewegungssegment", der die funktionelle Einheit an der Wirbelsäule mit ihren sich gegenseitig beeinflussenden Bestandteilen (Wirbel, Bandscheibe, Gelenke und zugehörige Weichteile) beschreibt. 1958 schließlich weisen Michael J. SMYTH und Verna J. WRIGHT experimentell nach, daß die diskogene Ischias tatsächlich durch Druck auf die Wurzel entsteht. Sie bringen während der Diskotomie an der betroffenen Wurzel eine Nylonschlinge an, mit deren Hilfe sie später eine mit der präoperativ bestehenden Ischialgie identische Schmerzempfindung auslösen können.

Zu dieser Zeit ist noch immer umstritten, ob Wurzelischias stets mechanisch bedingt ist. Die Gegner dieser Hypothese verweisen auf die ungünstigen Operationsresultate in der Anfangszeit. Da ist zum einen die hohe Zahl negativer Explorationen (9 von 60 bei BRADFORD u. SPURLING 1939; 25% bei KRAYENBÜHL u. WEBER 1945), weil neben weit lateral gelegenen Prolapsen und Protrusionen oft auch solche übersehen werden, die, begünstigt durch die kyphotische Lagerung zur Operation, wieder zurückgeglitten sind (KORTZEBORN 1930; SCHACHTSCHNEIDER 1936; ADSON 1940). Zum andern kommt es häufig zu Rezidiven, wogegen DANDY (1943) die möglichst vollständige Ausräumung zermürbter Bandscheiben auch bei nicht perforiertem Anulus fibrosus empfiehlt. Ehe jedoch diese Zusammenhänge durchschaut sind, werden als „Verlegenheitserklärung" (REISCHAUER 1949; RÖTTGEN 1951) für die Wurzelkompression Verdickungen des Ligamentum flavum verantwortlich gemacht (PUUSEPP 1932; SPURLING et al. 1937; ADSON 1940; s. auch ELSBERG 1913), obgleich diese meist nur in Kombination mit Diskusschäden beobachtet werden (NAFFZIGER et al. 1938; LOVE 1939b).

Gegen die Bandscheibe als Hauptursache radikulärer Syndrome werden überdies deren Witterungsabhängigkeit und die unleugbaren Erfolge konservativer Therapie ins Feld geführt. So schließt J. H. KELLGREN (1941) aus der Besserung von rund 70% seiner Ischiasfälle durch örtliche Novocaininfiltration, daß bei diesen der Schmerz von kleinen Band- und Muskelläsionen aus reflektorisch ausgelöst wird. Andere Neurologen halten an der infektiösen Ätiologie neben der mechanischen fest (GRAY 1947). In Deutschland steht die Neuritishypothese sogar ganz im Vordergrund; denn hier beginnt man sich, trotz der schon 1936 vorgelegten Übersicht Helmut SCHACHTSCHNEIDERS über den neuen ätiologischen Faktor bei Ischias und Kreuzschmerz, erst nach dem 2. Weltkrieg mit Diskuserkrankungen auseinanderzusetzen, als diese in den USA längst zum klinischen Alltag gehören. So ist für Heinrich PETTE 1942 die Ischias stets eine akut entzündliche, allergisch bedingte Affektion der Lumbosakralwurzeln und ihrer Spinalganglien, was sich durch Beobachtungen von entzündlichen Infiltraten in Nervenfasern und Ganglien erhärten lasse.

Dagegen vertritt hierzulande von 1947 an besonders entschieden Hans KUHLENDAHL die Auffassung, daß dem Lumbalwurzelsyndrom gewöhnlich eine Bandscheibenläsion zugrunde liegt. Gegen eine entzündliche Genese spreche das zumeist einseitige und uniradikuläre Auftreten; die zu ihren Gunsten angeführten Veränderungen am Nerven könnten auch durch mechanische Reize erzeugt werden (LINDEMANN u. KUHLENDAHL 1953). Er stellt im übrigen fest, daß

entgegen früheren Angaben bei Prolapsen auch Anteile des Faserrings beteiligt sind und daß die Dorsaldislokation von Knorpelfrag-
menten keinen Kollaps der Bandscheibe zur Folge hat. Doch die
Wurzelneuritis wird noch immer nicht aufgegeben (s. BANNWARTH
1948, 1950/51), wozu beitragen mag, daß – wie so oft bei neuen The-
rapien – die Diskotomie anfangs übertrieben wird. Dadurch entsteht
offenbar der Eindruck, die Diagnose „diskogene Ischias" sei nahezu
gleichbedeutend mit der Indikation zu chirurgischer Intervention, so
daß die Befürworter konservativer Therapie auch in pathophysiolo-
gischer Hinsicht eine Alternative wählen. Hier trägt KUHLENDAHL
(mit KUNERT 1952) zur Klärung bei, indem er ätiologische Schlüsse
ex iuvantibus für unzulässig erklärt und – wie schon andere Neurochirurgen vor ihm – betont, daß auch mechanisch bedingte Wurzel-
irritationen konservativ gebessert werden können. So nähern sich
allmählich beide Positionen einander an. Felix JAEGER (1951) beispielsweise hält nur die seltene nicht rezidivierende Ischias für rein
neuritisch, nach Josef KRISCHEK (1955) kommen beide Faktoren
teils unabhängig voneinander, teils sich wechselseitig bedingend vor:
Die Diskusverlagerung prädisponiert für Wurzelentzündung (s. auch
REISCHAUER 1949), die neuritisch bedingte Fehlhaltung begünstigt
Bandscheibenprotrusionen. 1958 setzt sich Robert WARTENBERG unter Hinweis auf das Vorkommen klinisch stummer Prolapse einerseits und radikulärer Symptomatik ohne Wurzelkompression andererseits noch einmal energisch für die infektiös-toxische Genese der
Ischias ein und macht für die „Diskushysterie" der Neurochirurgen
die einseitige Selektion des Krankengutes in den Kliniken mitverant-
wortlich. Doch 1961 zeigen JOCHHEIM et al., daß die Argumente zu-
gunsten einer primären Wurzelneuritis durchweg der Kritik nicht
standhalten und daß somit der mechanische Faktor – vornehmlich
repräsentiert durch die Bandscheibenverlagerung – beim lumbalen
Wurzelsyndrom eine *Conditio sine qua non* darstellt. Nach dieser Erkenntnis steht der Anerkennung der außerordentlichen klinischen
Bedeutung der lumbalen Bandscheibenerkrankung nichts mehr im
Wege.

Literatur

1. Adson AW, Ott OW (1922) Results of the removal of tumors of the spinal cord. Arch Neur Psychiat 8: 520–538
2. Adson AW (1940) Bandscheibenzerreißung mit Prolaps des Nucleus pulposus in den Wirbelkanal als Ursache rezidivierender Ischias. Chirurg 12: 501–509
3. Alajouanine T, Petit-Dutaillis D (1928) Syndrome unilatéral de la queue de cheval, laminectomie exploratrice et ablation d'un fibrome du disque intervertébral. Bull Soc nat Chir 54: 1452
4. Alajouanine T, Petit-Dutaillis D (1930) Le nodule fibro-cartilagineux de la face postérieure des disques inter-vertébraux. Pr méd 38: 1657–1662, 1749–1751
5. Albert E (1886) Eine eigenthümliche Art der Totalskoliose. Wien med Pr 27: 1–3, 73–75
6. Alexander W (1922) Kritisches zur Neuralgiefrage. Z ges Neurol Psychiat 79: 46–97
7. Andrae R (1929) Über Knorpelknötchen am hinteren Ende der Wirbelbandscheiben im Bereich des Spinalkanals. Beitr path Anat 82: 464–474
8. Bailey P, Bucy PC (1930) Tumors of the spinal canal. Surg Clin N Amer 10: 233–257
9. Ballantine HT (1980) „Sciatica" and the Neurosurgeon: Historical perspectives and personal reminiscences. Clin Neurosurg 27: 541–552
10. Bannwarth A (1948) Zur Ätiologie und Pathogenese der Ischias. Ärztl Ws 3: 419–423
11. Bannwarth A (1950/51) Zur Lehre von der „Ischias". Ärztl Ws 5: 874–878, 6: 539–542, 565–569
12. Bardenheuer B (1902) Ischias, ihre Behandlung mittels der Nevrinsarkoklesis, Einlagerung der Nerven in Weichteile und ihre Ursache. Dt Z Chir 67: 137–207
13. Barr JS, Hampton AO, Mixter WJ (1937) Pain low in the back and „sciatica" due to lesions of the intervertebral disks. JAMA 109: 1265–1270
14. Barr JS, Mixter WJ (1941) Posterior protrusion of the lumbar intervertebral discs. J Bone Jt Surg NS 23: 444–456
15. Beurmann J de (1884) Note sur un signe peu connu de la sciatique. – Recherches expérimentales. Arch physiol norm path 3. sér. 3: 375–380
16. Bradford FK (1942) The present status of the intervertebral disk problem. Tex St J Med 38: 507–509
17. Bradford FK, Spurling RG (1939) Intraspinal causes of low back and sciatic pain. Surg Gyn Obstet 69: 446–459
18. Bradford FK, Spurling RG (1941) The intervertebral disc (zit. nach der dt. Ausgabe: Die Bandscheibe. Enke, Stuttgart 1950)
19. Brocher, JEW (1936) Lumbago und Ischias. Eine pathogenetische Studie. Z klin Med 30: 575–587
20. Busch E, Christensen E (1936) Die lumbalen Pulposushernien. Zbl Neurochir 1: 53–58

21. Caelius Aurelianus (1950) On Acute Diseases and On Chronic Diseases. (Ed. and trsl. by IE Drabkin) University of Chicago Press, Chicago
22. Corpus Hippocraticum: zit. nach Landsberg (1851)
23. Cotugno D (1764) De Ischiade nervosa commentarius. Simoni, Neapel
24. Dandy WE (1929) Loose cartilage from intervertebral disk simulating tumor of the spinal cord. Arch Surg 19: 660-672
25. Dandy WE (1941) Concealed ruptured intervertebral disks. A plea for the elimination of contrast mediums in diagnosis. JAMA 117: 821-823
26. Dandy WE (1942) Recent advances in the Diagnosis and treatment of ruptured intervertebral disks. Ann Surg 115: 514-520
27. Dandy WE (1943) Recent advances in the treatment of ruptured (lumbar) intervertebral disks. Ann Surg 118: 639-646
28. Danforth MS, Wilson PD (1925) The anatomy of the lumbo-sacral region in relation to sciatic pain. J Bone Jt Surg NS 7: 109-160
29. Dejerine J (1914) Sémiologie des affections du système nerveux. Masson, Paris
30. Dejerine J, Regnard M (1912) Sciatique radiculaire avec paralysie dissociée des muscles antéro-externes de la jambe droite. Rev neur 23: 288-296
31. Dimitrijevic DT (1955) Das Laséguesche Zeichen. Sudhoffs Arch Gesch Med 39: 338-340
32. Ehni G (1975) Effects of certain degenerative diseases of the spine, especially spondylosis and disk protrusion, on the neural contents, particularly in the lumbar region. Historical account. Mayo Clin Proc 50: 327-338
33. Ellmer G (1932) Rückenmarksschädigungen durch Erkrankungen von Zwischenwirbelscheiben. Chirurg 4: 805-808
34. Elsberg CA (1913) Experiences in spinal surgery. Surg Gyn Obstet 16: 117-132
35. Elsberg CA (1928) Extradural spinal tumors - primary, secondary, metastatic. Surg Gyn Obstet 46: 1-20
36. Elsberg CA (1931) The extradural ventral chondromas (ecchondroses), their favorite sites, the spinal cord and root symptoms they produce, and their surgical treatment. Bull Neurol Inst NY 1: 350-388
37. Forst JJ (1881) Contribution à l'étude clinique de la sciatique. Thèse méd., Paris
38. Friberg S (1941) Low back and sciatic pain caused by intervertebral disc herniation. Anatomical and clinical investigations. Acta Chir Scand 95, Suppl. 64, Stockholm
39. Frowein RA, Firsching R (1984) Von der Ischias-Neuritis zum vertebragenen Wurzelsyndrom. In: Hohmann D, Kügelgen B, Liebig K, Schirmer M (Hrsg) Neuroorthopädie 2: Lendenwirbelsäulenerkrankungen mit Beteiligung des Nervensystems. Springer, Berlin Heidelberg New York Tokyo, S 319-330
40. Galen (1821/33) Opera omnia, ed. CG Kühn, Bd. I-XX. Cnobloch, Leipzig (hier XIII 331-354, XIV 383-387)

41. Goldthwait JE (1911) The lumbo-sacral articulation. An explanation of many cases of „lumbago", „sciatica" and paraplegia. Bost med surg J 164: 365–372

42. Gray C (1947) The causes and treatment of sciatic pain. Int Abstr Surg 85: 417–441

43. Jaeger F (1951) Der Bandscheibenvorfall (Die Nucleus-pulposus-Hernie, Diskus-Hernie). De Gruyter, Berlin

44. Jochheim KA, Loew F, Rütt A (1961) Lumbaler Bandscheibenvorfall. Konservative und operative Behandlung. Springer, Berlin Göttingen Heidelberg

45. Junghanns H (1951) Die funktionelle Pathologie der Zwischenwirbelscheiben als Grundlage für klinische Betrachtungen. Langenbecks Arch 267: 393–417

46. Keegan JJ (1944) Diagnosis of herniation of lumbar intervertebral disks by neurologic signs. JAMA 126: 868–873

47. Kellgren JH (1941) Sciatica. Lanc 240: 561–564

48. Key AJ (1947) Idiopathic low back pain and sciatica – 25 years ago and now. Bull J Hopk Hosp 80: 217–230

49. Kocher T (1896) Die Verletzungen der Wirbelsäule zugleich als Beitrag zur Physiologie des menschlichen Rückenmarks. Mitt Grenzgeb Med Chir 1: 415–660

50. Köbcke H (1946) Zwischenwirbelschädigungen (Nucleus-pulposus-Hernien). Kurzes Übersichtsreferat aus dem amerikanischen und englischen Schrifttum. Dt med Ws 71: 69–71

51. Kortzeborn A (1930) Schmorl's sches Knorpelknötchen unter dem Bilde eines Rückenmarkstumors im Bereich des Halsmarkes. Zbl Chir 57: 2418–2424

52. Krayenbühl H, Weber G (1945) Ergebnisse und Spätresultate der operativen Behandlung lumbaler Diskushernien. Ärztl Mh ber Fortb 1: 20–39

53. Krischek J (1955) Das Problem der Neuritis unter dem besonderen Aspekt des Bandscheibenvorfalls. Bibl Psychiat Neurol 95. Karger, Basel New York

54. Kuhlendahl H (1947) Nucleus-pulposus-Hernie und Ischias. Eine klinische Betrachtung. Ärztl Ws 1/2: 946–955

55. Kuhlendahl H, Kunert W (1952) Konservative oder operative Ischiasbehandlung? Spätergebnisse der Behandlung. Münch med Ws 94: 717–724

56. Landsberg (1851) Über die Hippokratische Behandlung der Ischias. Janus N.F. 1: 48–65

57. Lasègue C (1864) Considérations sur la sciatique. Arch gén Méd 6. sér. 6: 558–580

58. Lazarević LK (1884) Ischias postica Cotunnii. Ein Beitrag zu deren Differential-Diagnose. Allg Wien med Ztg 37: 425–426, 437

59. Lindblom K (1848) Diagnostic puncture of intervertebral disks in sciatica. Acta Orthop Scand 17: 231–239

60. Lindemann K, Kuhlendahl H (1953) Die Erkrankungen der Wirbelsäule. Enke, Stuttgart

61. Loew F, Jochheim KA, Kivelitz R (1969) Klinik und Behandlung der lumbalen Bandscheibenschäden. In: Olivecrona H, Tönnis W (Hrsg) Handbuch der Neurochirurgie, Bd 6,1. Springer, Berlin Heidelberg New York, S 164-237

62. Lortat-Jacob L, Sabaréanu G (1904) Sciatique radiculaire unilatérale. Pr méd 2: 633-635

63. Love JG (1936) Protrusion of the intervertebral disk (fibrocartilage) into the spinal canal. Mayo Clin Proc 11: 529-535

64. Love JG (1939a) Removal of protruded intervertebral disks without laminectomy. Mayo Clin Proc 14: 800

65. Love JG (1939b) Protruded intervertebral disks with a note regarding hypertrophy of ligamenta flava. JAMA 113: 2029-2034

66. Love JG, Camp JD (1937) Root pain resulting from intraspinal protrusion of intervertebral discs. J Bone Jt Surg NS 19: 776-804

67. Luschka H (1858) Die Halbgelenke des menschlichen Körpers. Reimer, Berlin

68. Mauric GJJ (1933) Le disc intervertébral. Pathologie, diagnostic et indications thérapeutiques. Thèse méd., Paris

69. Middleton GS, Teacher JH (1911) Injury of the spinal cord due to rupture of an intervertebral disk during muscular effort. Glasg med J 76: 1-6

70. Mixter WJ (1949) Rupture of the intervertebral disk. A short history of its evolution as a syndrome of importance to the surgeon. JAMA 140: 278-282

71. Mixter WJ, Barr JS (1934) Rupture of the intervertebral disc with involvement of the spinal canal. New Engl J Med 211: 210-214

72. Naffziger HC; Inman V, Saunders JBM (1938) Lesions of the intervertebral disc and ligamenta flava. Surg Gyn Obstet 66: 288-299

73. Nicoladoni C (1886) Über eine Art des Zusammenhangs zwischen Ischias und Skoliose. Wien med Pr 27: 841-844, 873-875

74. Norlén G (1944) On the value of the neurological symptoms in sciatica for the localization of a lumbar disc herniation. Acta Chir Scand 91, Suppl. 95, Stockholm

75. Oppenheim H, Krause F (1909) Über Einklemmung bzw. Strangulation der Cauda equina. Dt med Ws 35: 697-700

76. Pennybacker J (1940) Sciatica and the intervertebral disc. Lanc 238: 771-777

77. Pette H (1942) Die akut entzündlichen Erkrankungen des Nervensystems. Thieme, Leipzig

78. Putti V (1927) New conceptions in the pathogenesis of sciatic pain. Lanc 213: 53-60

79. Puusepp L (1932) Kompression der Cauda equina durch das verdickte Ligamentum flavum. Tumorsymptome, Operation, Heilung. Fol Neuropath Eston 12: 38-48

80. Queckenstedt H (1917) Über Veränderungen der Spinalflüssigkeit bei Erkrankungen peripherer Nerven, insbesondere bei Polyneuritis und bei Ischias. Dt Z Nervenheilk 57: 316-329

81. Reichert FL (1937): Diskussion in Barr et al. (1937)
82. Reischauer F (1949) Untersuchungen über den lumbalen und cervikalen Wirbelbandscheibenvorfall. Thieme, Stuttgart
83. Röttgen P (1951) Erfahrungen bei Bandscheibenoperationen. Langenbecks Arch 267: 138–141
84. Romberg MH (1840/46) Lehrbuch der Nervenkrankheiten des Menschen. Duncker, Berlin
85. Sashin D (1931) Intervertebral disk extensions into the vertebral bodies and the spinal canal. Arch Surg 22: 527–547
86. Schachtschneider H (1936) Der hintere Bandscheibenprolaps in seinen klinischen Auswirkungen. Fortschr Röntgenstr 54: 107–129
87. Schliack H (1955) Zur Segmentdiagnostik der Muskulatur bei lumbalen Bandscheibenvorfällen. Nervenarzt 26: 471–477
88. Schmorl G (1927) Die pathologische Anatomie der Wirbelsäule. Verh dt orthop Ges 21: 3–39
89. Schmorl G (1928) Über Chordareste in den Wirbelkörpern. Zbl Chir 55: 2305–2310
90. Schmorl G (1929) Über Knorpelknoten an der Hinterfläche der Wirbelbandscheiben. Fortschr Röntgenstr 40: 629–634
91. Schmorl G, Junghanns H (1932) Die gesunde und kranke Wirbelsäule im Röntgenbild. Fortschr Röntgenstr, Erg-Bd 43. Thieme, Leipzig
92. Semmes RE (1939) Diagnosis of ruptured intervertebral disc without contrast myelography and comment upon recent experience with modified hemilaminectomy for their removal. Yale J Biol Med 11: 433–435
93. Sicard JA (1912): Diskussion in Dejerine u. Regnard (1912)
94. Sicard JA (1918) Névrodocites et funiculites vertébrales. Pr méd 26: 9–11
95. Sicard JA, Forestier J (1922) Méthode général d'exploration radiologique par l'huile iodée (lipiodol). Bull Soc méd Hôp Paris 46: 463–469
96. Smyth MJ, Wright VJ (1958) Sciatica and the intervertebral disk. An experimental study. J Bone Jt Surg NS 40: 1401–1418
97. Spurling RG, Bradford FK (1939) Neurologic aspects of herniated nucleus pulposus. JAMA 113: 2019–2022
98. Spurling RG, Mayfield FH, Rogers JB (1937) Hypertrophy of the ligamenta flava as a cause of low back pain. JAMA 109: 928–933
99. Steinke CR (1918) Spinal tumors: statistic on a series of 330 collected cases. J nerv ment Dis 47: 418–426
100. Stookey B (1928) Compression of the spinal cord due to ventral extradural cervical chondromas. Arch Neur Psychiat 20: 275–291
101. Valleix FLI (1841) Traité des névralgies ou affections douloureuses des nerfs. Paris (zit. nach der dt. Ausgabe: Vieweg, Braunschweig 1852)
102. Viets HR (1935) Domenico Cotugno: his description of the cerebrospinal fluid. Bull Inst Hist Med 3: 701–738
103. Virchow R (1857) Untersuchungen über die Entwicklung des Schädelgrundes im gesunden und krankhaften Zustande und über den Einfluß derselben auf Schädelform, Gesichtsbildung und Gehirnbau. Reimer, Berlin

104. Wartenberg R (1951) Lasègue sign and Kernig sign. Historical notes. Arch Neur Psychiat 66: 58-60
105. Wartenberg R (1958) Neuritis, sensory neuritis, neuralgia. A clinical study with review of the literature. Oxford University Press, New York
106. Wertheim Salomonson JKA (1911) Neuralgie und Myalgie. In: Lewandowsky M (Hrsg) Handbuch der Neurologie, Vol 2. Springer, Berlin, S 1-50
107. Wexberg E (1935) Neuritis und Polyneuritis. Klinik. In: Bumke O, Foerster O (Hrsg) Handbuch der Neurologie, Bd 9. Springer, Berlin, S 69-145

Pathologische Anatomie der lumbalen Bandscheibenkrankheit

H.-J. PESCH und F. HENSCHKE

Die menschliche *Wirbelsäule* (WS) wird aus 33 bis 34 Wirbeln aufgebaut, von denen die unteren 4 bis 5 Steißwirbel bzw. die 5 Kreuzwirbel zum Os coccygis bzw. Os sacrum verschmolzen sind. Die WS läßt sich damit in einen unbeweglichen und beweglichen Teil untergliedern. Der bewegliche Teil besteht aus den restlichen 24 Wirbeln und 23 Zwischenwirbelscheiben, die als Disci intervertebrales an den Endflächen zweier benachbarter Wirbelkörper befestigt und entsprechend den sagittalen Krümmungen der Wirbelsäule keilförmig gestaltet sind.

Die *Bandscheiben* verbinden die Wirbelkörper miteinander. Sie bestehen aus einem zentralen Nucleus pulposus und einem peripheren Anulus fibrosus (Abb. 1). Der *Nucleus pulposus* besitzt eine gallertartige, nicht-komprimierbare, jedoch verformbare Konsistenz. Im Zervikal- und Thorakalbereich liegt er in der Mitte der Zwischenwirbelscheibe, im Bereich der Lendenwirbelsäule am Übergang vom mittleren zum hinteren Drittel. Der *Anulus fibrosus* besteht aus konzentrisch angeordneten, festen und elastischen, fibrösen Lamellen, die wenig dehnbar sind und so der Ausdehnungstendenz des Nucleus pulposus einen Widerstand entgegensetzen (Abb. 2). Ferner sind die Wirbelkörper noch durch freie Gelenke und Längsbänder miteinander verbunden, die vorne bzw. hinten als Ligamentum (Lig.) longitudinale anterius bzw. posterius verlaufen. Im Ansatzbereich des Lig. longitudinale posterius strahlen sensible Nervenfasern in den sonst nerven- und gefäßlosen discus intervertebralis ein. Sie reagieren vorwiegend auf Kompressionen und Dehnung.

Bandscheibe, kleine Gelenke und Bandapparat sorgen für eine straffe, dennoch bewegliche Verbindung zwischen zwei Wirbeln. Die Bandscheibe hat bei der Dynamik der Wirbelsäule eine Doppel-

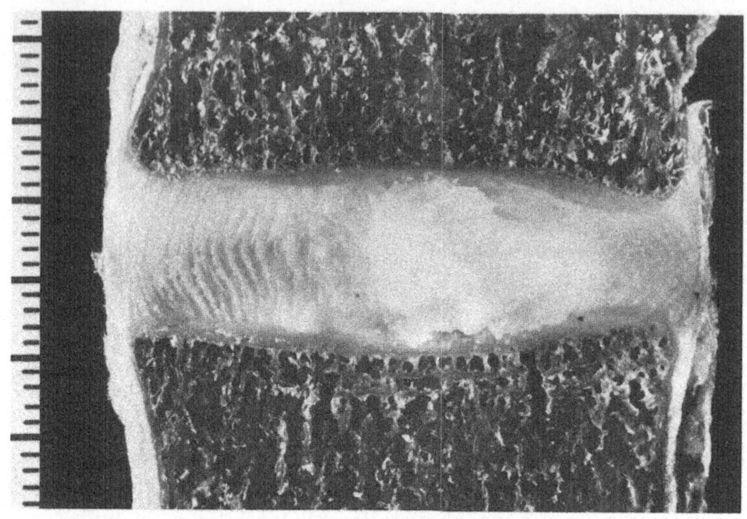

Abb. 1. Normale Bandscheibe mit Nucleus pulposus und Anulus fibrosus. Kräftigeres vorderes, schwächer ausgebildetes hinteres Längsband (Sagittalsägeschnitt 30 J., m.)

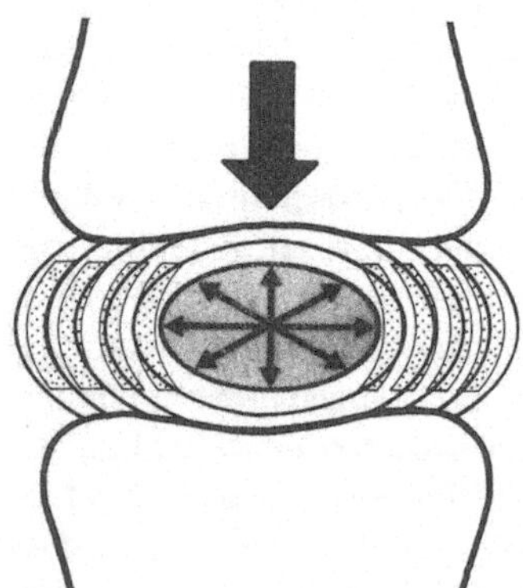

Abb. 2. Schematische Darstellung der Anpassung einer Bandscheibe an vertikale Druckbelastung: Druckaufnahme durch Nucleus pulposus und gleichmäßige *zentrifugale* Weiterleitung auf Anulus fibrosus. Durch Entgegenwirken der *Zentripetalkräfte* des Anulus fibrosus Wiederherstellung der ursprünglichen Form (modifiziert nach: Rhône-Poulenc Pharma 1983)

18

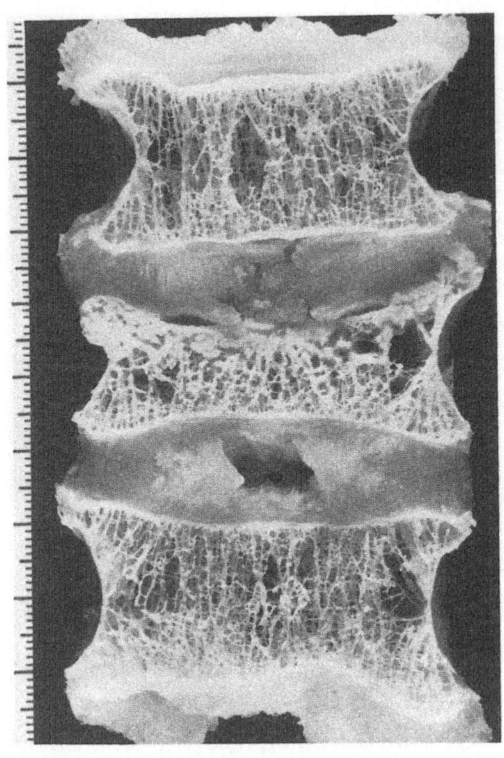

Abb. 3. Bandscheibendegeneration und Spondylosis deformans LKW 3–5.
Zustand nach alter Impressionsfraktur LWK 4 (Sagittalsägeschnitt, 84 J., w.)

funktion: Einerseits dämpft sie die vertikalen Druckbelastungen, die auf die Wirbelsäule ausgeübt werden, andererseits ermöglicht sie die Beweglichkeit der Wirbelkörper gegeneinander in verschiedenen Richtungen (SOBOTTA und BECHER 1967; VOSS und HERRLINGER 1975; Rhône-Poulenc Pharma 1983).

Obwohl die WS anatomisch als Einheit beschrieben wird, bestehen zwischen den einzelnen Abschnitten erhebliche morphologisch-funktionelle und klinisch-pathologische Unterschiede. So betreffen mindestens 95% aller Diskushernien die Höhe LWK4/LWK5 oder LWK5/SWK1, die durch Degeneration, Trauma oder kombiniert degenerativ-traumatische Prozesse verursacht sind. (Eine eindeutige

19

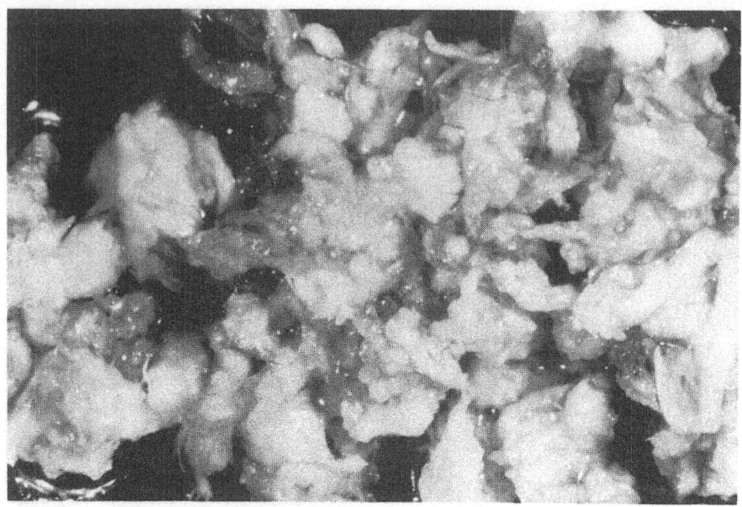

Abb. 4. Irreversible Bandscheibendegeneration mit zahlreichen Diskussequestern (Diskektomiematerial, 52 J., m.)

Nomenklatur ist zur Vermeidung von Mißverständnissen unverzichtbar: „L4" oder „L5" meinen immer Nervenwurzeln und nicht die Wirbelkörper. Diese sollten mit „LKW 4" oder „LKW 5" bezeichnet werden.)

Degeneration ist morphologisch sichtbarer Ausdruck der Störung des Stoffwechsels von Zellen und Interzellularsubstanz (THOMAS 1983). Degenerative Veränderungen an den Bandscheiben treten bereits ab dem 20. Lebensjahr, gelegentlich sogar noch früher, auf. Der Nucleus pulposus verliert Wasser, erschlafft und verhärtet schließlich. Damit verliert er seine Stoßdämpfereigenschaft, wodurch der Anulus fibrosus überlastet wird, fokal degeneriert und schließlich Fissuren aufweist, in die Fragmente des Nucleus pulposus einwandern können. Aufgrund der fehlenden Vaskularisierung der Bandscheibe können diese geweblichen Veränderungen nach Degeneration, aber auch nach *Trauma* in keiner Weise durch Organisationsvorgänge hinreichend repariert werden. So kommt es durch die nachlassende Dämpferfunktion der Bandscheibe bei gleichbleibender Druckbelastung zur Verbreiterung der Deck- und Grundplatte der Wirbelkörper im Sinne der Spondylosis deformans (Abb. 3).

20

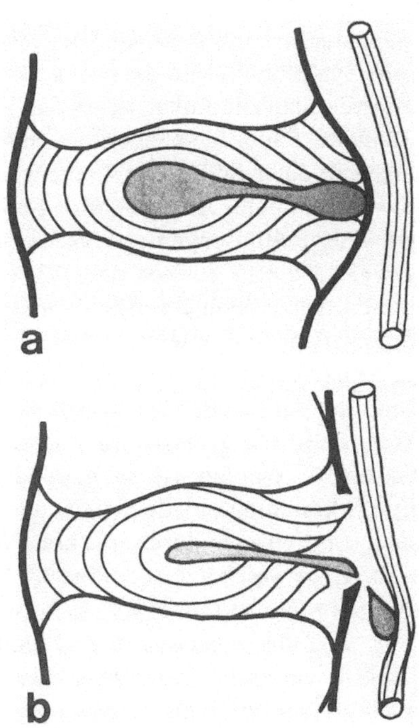

Abb. 5. Dorsaler Diskusprolaps (schematische Darstellung):
a. Sprengung des Anulus fibrosus durch den Nucleus pulposus mit Überdehnung des hinteren Längsbandes (klassische Lumbago)
b. Ruptur des Lig. longitudinale posterius und Abtropfsequester des Nucleus pulposus mit Affektion von (verschiedenen) Nervenwurzeln.
(modifiziert nach: Rhône-Poulenc Pharma 1983)

Fortgeschrittene Bandscheibendegenerationen mit Diskussequestern (Abb. 4) kann schließlich zur Protrusion oder zum Prolaps der Bandscheibe führen. Bei der *Protrusion* ist der Anulus fibrosus noch dicht, beim *Prolaps* (Abb. 5 a, b) rupturiert. Hierbei können die Diskussequester unter das hintere Längsband oder als freier Sequester in den lumbalen Wirbelkanal ausgestoßen werden (PON et al. 1983).
Meist tritt die Hernie im Verlauf einer ungewohnten anstrengenden Körperleistung auf. Das klinische Bild ist gleichförmig und imponiert als akute schmerzhafte Bewegungseinschränkung. Bei den *po-*

sterolateralen und *lateralen* Bandscheibenvorfällen findet man typische Symptommuster, die schon bei der körperlichen Untersuchung Hinweise auf die Lokalisation der betroffenen Bandscheibe liefern. *Mediane* Bandscheibenvorfälle, insbesondere die großen, führen nicht zu einer höhen- und seitenspezifischen Wurzelsymptomatik, sondern zu einer Kaudalähmung mit Sensibilitätsstörungen im Bereich des Reithosengebietes bis hin zu Blasen- und Mastdarmstörungen (KRÄMER 1978; PON et al. 1983).

Bandscheibenbedingte Beschwerden im Bereich der Wirbelsäule führen Patienten unterschiedlichen Alters immer häufiger zum Allgemeinarzt und Orthopäden. Epidemiologische Studien haben ergeben, daß 50 bis 80% der Bevölkerung in den Industrieländern der Welt unter Kreuzschmerzen leiden. Die meisten dieser Menschen, bis zu 90%, erholen sich spontan oder unter konservativer Therapie. Ihre Erkrankung ist jedoch nicht nur durch eine hohe Spontanremission, sondern auch durch eine hohe Wiederholungsquote charakterisiert. Grob geschätzt bedürfen 0,5% einer eingreifenden Therapie (STANTON-HICKS und BOAS 1982). Ist die Operationsindikation gegeben, wird das degenerierte und sequestrierte Bandscheibengewebe (Abb. 4) entfernt. Neuerdings bietet sich in ausgewählten Fällen auch die enzymatische Auflösung des degenerierten Bandscheibengewebes durch die Nukleolyse an. Dabei wird das wirksame Ferment über eine Injektionsnadel in die betroffene Bandscheibe eingebracht (PON et al. 1983).

Schlußfolgerungen und Diskussion

Aufgrund der anatomischen Konstruktion der LWS wird das Bewegungsausmaß zwischen den einzelnen LWK durch den straffen Bandapparat, die kräftige Haltemuskulatur und die sagittal gestellten Wirbelgelenke in allen Richtungen eingeschränkt. Insbesondere sind zwischen den LWK keine Rotationsbewegungen mehr möglich (LIPPERT 1966; GREGERSON und LUCAS 1967; TITTEL 1974; WOOD 1979). Somit werden die LWK vorwiegend statisch beansprucht, wobei die Kraftübertragung unter Zwischenschaltung der druckelastischen Bandscheiben in Form einer Flächenpressung auf beide Endplatten erfolgt (PESCH et al. 1980 b).

22

Das vordere Längsband ist in der LWS ventral median besonders straff ausgebildet, lateral aber nur in Form schwächerer, dünnerer Faserzüge (WÖRSDORFER u. MAGERL 1980). Degenerative Rißbildungen des discus intervertebralis im Bereich des Anulus fibrosus führen bei erhaltener Sprengkraft des Gallertkerns zur Bandscheibenprotrusion am „locus minoris resistentiae". Dieser liegt dorsolateral, wo die Ausläufer des vorderen Längsbandes nur schwach ausgebildet sind. So kommt es zur „Lockerung im Bewegungssegment" (SCHMORL u. JUNGHANNS 1968) und intermittierenden Zerrungen an der Ansatzstelle der seitlichen Faserzüge, wodurch aufgrund der erhöhten Dehnungsbeanspruchung eine Ossifikation eingeleitet wird (PAUWELS 1965). Diese Verknöcherung kann unter Bildung von Zakken, Randwülsten, ja sogar Spangen bis zur knöchernen Ankylose zwischen benachbarten WK fortschreiten. *Ventral* median verhindert das straffe vordere Längsband einen ähnlichen Umbauprozeß. *Dorsal* inseriert das Längsband nur an den Bandscheiben, kann also keinen Reiz zur Ossifikation auf den Wirbelkörper ausüben.

Der deck- und grundplattennahe, „submarginale" (IDELBERGER 1975) Knochenanbau in Form von Zacken oder Wülsten ist pathognomonisch für die *Spondylosis deformans*. Dabei handelt es sich um eine mit zunehmendem Alter in allen WS-Regionen, vorwiegend aber in der *LWS* mit großer Häufigkeit auftretende Bildung von endplattennahen Knochenzacken am WK, die auf dem Boden einer degenerativen Bandscheibenschädigung mit konsekutiver Insuffizienz im Bewegungssegment (SCHMORL u. JUNGHANNS 1968) entsteht. Umfang und Lokalisation der Knochenveränderungen werden individuell von der jeweiligen anatomischen Konstruktion und der funktionellen Beanspruchung bestimmt. In der *LWS* führt dabei vorwiegend *statische* Beanspruchung zu dorsolateralen Bandscheibenprotrusionen, die ventral durch das dort kräftigere vordere Längsband verhindert werden. Jede Diskusprotrusion und Insuffizienz im Bewegungssegment führen zu Zerrungen am Längsband und induzieren hierdurch eine Ossifikation in Form spondylotischer Randzacken. *Klinisch* finden sich während dieser Umbauvorgänge alle Abstufungen zwischen relativer Beschwerdefreiheit und stärkeren lokalisierten chronischen Beschwerden. Diese *chronischen* WS-Syndrome werden nicht durch die Knochenzacken selbst, sondern vielmehr durch die Insuffizienz im Bewegungssegment und die da-

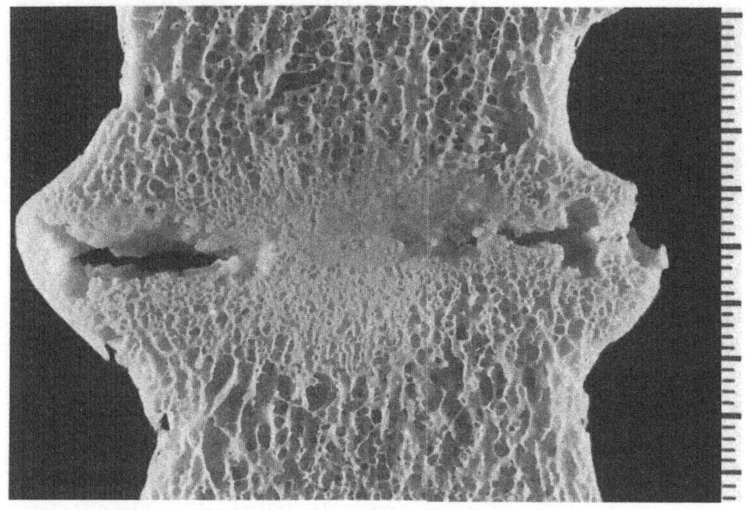

Abb. 6. Subtotale Diskusnekrose mit spangenbildender Spondylosis deformans und partieller knöcherner Wirbelkörperankylose.
(Sagittalsägeschnitt LWK 4/LWK 5, 59 J., w.)

mit verbundene Überbeanspruchung der ligamentären und muskulären Haltestrukturen der WS hervorgerufen (IDELBERGER 1975; RIZZI 1976; KRÄMER 1978; WOOD 1979). Diese Beschwerden können bei Fortschreiten der Spondylose bis zur ankylosierenden Spangenbildung und Versteifung des Bewegungssegmentes auf Kosten eingeschränkter Beweglichkeit im Sinne einer Selbstheilung verschwinden (Abb. 6).

Im Gegensatz zu den durch Spondylose verursachten, *knochenassoziierten chronischen* Beschwerden beruhen die *akuten* WS-Syndrome radikulären Charakters mit relativ gleichförmiger Symptomatik auf *Weichteilveränderungen* in Form des Bandscheibenvorfalles als Diskusprolaps. Sie sind zu über 90% an den zwei untersten Bewegungssegmenten, LWK 4/LWK 5 und LWK 5/SWK 1, anzutreffen (IDELBERGER 1975). Hier verursacht die hohe und konstante Belastung durch Druckkräfte im Übergangsbereich der Lendenlordose in die fixierte Sakralkyphose in Verbindung mit Maximalbeanspruchung durch Ventral-Dorsal-Flexion schon in jüngerem Alter Diskopathien. Dabei führen Vorfälle der beiden untersten Bandscheiben

24

auch am häufigsten zu klinisch manifesten akuten Beschwerden. Diese sind sowohl bei mono- als auch biradikulärer Einklemmung aufgrund der anatomischen Situation relativ gleichförmig, weil sich hier einerseits disci und foramina intervertebralia auf derselben Höhe befinden, andererseits der Durchmesser des Zwischenwirbelloches gegenüber dem der austretenden Nervenwurzel nach kaudal relativ kleiner wird. Die untere LWS bzw. untere HWS sind aufgrund ihrer anatomischen Konstruktion und ihrer hohen mechanischen Beanspruchung für akute und chronische Diskopathien prädestiniert.

In der *HWS* kommt es durch vorwiegend *dynamische* Beanspruchung zu *ventralen* Protrusionen, da das Längsband hier nur schwach ausgebildet ist. Häufig besteht zudem eine *Arthrosis uncovertebralis*. Dabei handelt es sich um eine mit zunehmendem Alter auftretende, auf die HWS beschränkte Bildung *lateraler* arthrotischer Knochenzacken am processus uncovertebralis, die als Spätfolge einer Bandscheibendegeneration mit Verschmälerung des Zwischenwirbelraumes wegen der hohen *dynamischen* Beanspruchung bevorzugt in der unteren HWS entsteht. Beschwerden können dabei durch die knöchernen Zacken selbst verursacht werden. *Klinisch* bestehen sie wegen der engen anatomischen Beziehung der Unkovertebralregion zu Spinalnerven, Gefäßen und Halssympathikus in ausstrahlenden Schmerzen, Durchblutungsstörungen und neurovegetativen Erscheinungen in entfernt liegenden Organen.

In der *BWS* dagegen kommt es praktisch nie zum Auftreten klinisch relevanter akuter oder chronischer Beschwerden, da einerseits durch die Lage des Zwischenwirbelloches auf Höhe des Wirbelkörpers die enge räumliche Nachbarschaft von Diskus und Nervenwurzeln fehlt, andererseits aufgrund der funktionell-anatomischen Integration in den Thorax extreme statische und dynamische Beanspruchungen in der Regel nicht vorkommen (PESCH et al. 1984).

Bei den Veränderungen der äußeren *Form* der Wirbelkörper durch Spondylose und Arthrose handelt es sich um Knochen*anbau*vorgänge. Gleichzeitig kommt es jedoch auch zu Veränderungen der inneren *Struktur* im Sinne der physiologischen Altersosteoporose. Dieser Knochen*abbau* wird weithin auf ein altersbedingtes Nachlassen der Osteoblastenaktivität, die sogenannte Osteoblasteninsuffizienz, zurückgeführt. Der scheinbare Widerspruch zwischen gleichzeitigem

An- und *Abbau* von Knochen löst sich jedoch unter Berücksichtigung der reaktiven Plastizität des Knochengewebes (PLIESS 1969), das sich den altersgemäßen mechanischen Erfordernissen physiologisch anpaßt. So ist der Knochen*anbau* in Form spondylotischer bzw. arthrotischer Randzacken als lokale Reaktion auf mechanische Reize anzusehen, die im Gefolge chronischer Bandscheibendegeneration mit Insuffizienz im Bewegungssegment auf das Knochengewebe einwirken.

Der Knochen*abbau* im Alter ist lokal verschieden. So verliert der LWK über ⅓, der HWK nur knapp ¹⁄₁₀ seiner ursprünglichen Knochenmasse (PESCH et al. 1977, 1980 b, 1985). Aufgrund der altersbedingten Reduktion des Bewegungsumfanges und der körperlichen Aktivität resultiert in der durch axiale Druckkräfte vorwiegend *statisch* beanspruchten LWS insgesamt nur ein geringer Erhaltungsreiz für die Spongiosa. Im Gegensatz dazu wirkt die auch im Alter weitgehend konstante (BUYTENDIJK 1956), der Orientierung im Raum dienende *dynamische* Beanspruchung der HWS über die aus verschiedenen Richtungen auftretenden Zug- und Schubspannungen als starker Erhaltungsreiz für die Spongiosabälkchen. Aus diesem Grunde kommt es bei den HWK im Alter zu einem weit geringeren Spongiosaabbau als bei den LWK.

An- und *Abbau* von Knochen stellen damit beide reaktiv-adaptive Vorgänge dar und sind Ergebnis der selbstgesteuerten Anpassung von Binde- und Stützgewebe an mechanische Beanspruchungen (PESCH et al. 1980 a; GLASS u. PESCH 1983).

Literatur

1. Buytendijk FJJ (1956) Allgemeine Theorie der menschlichen Haltung und Bewegung. Springer, Berlin Göttingen Heidelberg
2. Glass W von, Pesch H-J (1983) Zum Ossifikationsprinzip des Kehlkopfskelets von Mensch und Säugetieren. Acta Anat 116: 153
3. Gregerson GG, Lucas DB (1967) An in-vivo study of the axial rotation of the human thoracolumbar spine. J Bone Joint Surg (Am) 49: 247
4. Idelberger K (1975) Lehrbuch der Orthopädie. Springer, Berlin Heidelberg New York
5. Krämer J (1978) Bandscheibenbedingte Erkrankungen. Thieme, Stuttgart
6. Lippert H (1966) Anatomie der Wirbelsäule unter Aspekten von Entwicklung und Funktion. Med Klin 61: 41

7. Pauwels F (1965) Gesammelte Abhandlungen zur funktionellen Anatomie des Bewegungsapparates. Springer, Berlin
8. Pesch H-J, Henschke F, Seibold H (1977) Einfluß von Mechanik und Alter auf den Spongiosaumbau in Lendenwirbelkörpern und im Schenkelhals. Virchows Arch A Pathol Histol 377: 27
9. Pesch H-J, Günther CC, Strauß HJ (1980a) Die diaphysäre Verlängerungsosteotomie an Katzenfemora. Z Orthop 118: 768
10. Pesch H-J, Scharf HP, Lauer G, Seibold H (1980b) Der altersabhängige Verbundbau der Lendenwirbelkörper. Virchows Arch A Pathol Anat Histol 386: 21
11. Pesch H-J, Bischoff W, Becker Th, Seibold H (1984) On the pathogenesis of spondylosis deformans and arthrosis uncovertebralis: Comparative form-analytical radiological and statistical studies on lumbar and cervical vertebral bodies. Arch Orthop Trauma Surg 103: 201
12. Pesch H-J, Becker Th, Bischoff W, Seibold H (1985) Zur Relevanz der physiologischen Osteoporose und der sogenannten Osteoblasteninsuffizienz im Alter. Vergleichende radiologisch-morphometrische und statistische Untersuchungen der Spongiosa von Lenden- und Halswirbelkörpern. Orthopäde (im Druck)
13. Pliess G (1969) Die reaktive Plastizität des Knochens. Dtsch Zahnärztl Z 24: 99
14. Pon A, Schlegel KF, Haasters J (1983) Nukleolyse – Injektionstherapie des Bandscheibenleidens. Dtsch Ärztebl 80: 27
15. Rizzi M (1976) Biomechanics of the spine. Manuelle Medizin. Fischer, Heidelberg
16. Rhône-Poulenc Pharma (1983) Zur Diagnostik bandscheibenbedingter Erkrankungen. Norderstedt
17. Schmorl G, Junghanns H (1968) Die gesunde und kranke Wirbelsäule in Röntgenbild und Klinik. Thieme, Stuttgart
18. Sobotta J, Becher H (1967) Atlas der Anatomie des Menschen. Urban & Schwarzenberg, München Berlin Wien
19. Stanton-Hicks M, Boas RA (1982) Chronic low back pain. Raven, New York
20. Thomas C (1983) Histopathologie. Schattauer, Stuttgart Heidelberg New York
21. Tittel K (1974) Beschreibende und funktionelle Anatomie des Menschen. Fischer, Stuttgart
22. Voss H, Herrlinger R (1975) Taschenbuch der Anatomie. Fischer, Stuttgart
23. Wörsdorfer O, Magerl F (1980) Funktionelle Anatomie der Wirbelsäule. Hefte Unfallheilkd 149: 1
24. Wood PM (1979) Applied anatomy and physiology of the vertebral column. Physiotherapy 65: 248

Klinik und Differentialdiagnose der lumbalen Bandscheibenerkrankung aus neurologischer Sicht

G. Paal

Die lumbale Bandscheibenerkrankung kann klinisch stumm verlaufen. Äußert sie sich, so in erster Linie in Schmerzen, in einer Bewegungseinschränkung, in sensiblen und/oder motorischen Ausfällen an den unteren Extremitäten, in Reflexstörungen und schließlich in vegetativen Ausfällen wie Blasen- und – wenngleich sehr selten – Mastdarmstörungen.

Der *Aufbau der Diagnose* gründet auch hier auf Anamnese, Symptomatik und Befund. Die folgenden Ausführungen beschränken sich auf die Klinik und ihre Differentialdiagnostik ohne Berücksichtigung der schließlich für die weitere Therapie entscheidenden ergänzenden technischen Untersuchungen. Es bleibt nachfolgenden Referenten überlassen, die Bedeutung der elektrophysiologischen (Elektromyo- und Elektroneurographie) und der neuroradiologischen Untersuchungen (CT, Myelographie und ggf. NMR) aufzuzeigen und nicht zuletzt auch auf die psychologisch-psychiatrischen Aspekte einzugehen. Ebenso wird in anschließenden Referaten zur Frage der Therapie und Operationsindikation Stellung genommen.

Eine exakte Diagnose ist aus klinischer Sicht stets die entscheidende Voraussetzung für eine sinnvolle und optimale Therapie, wobei die lumbale Bandscheibenerkrankung speziell die Entscheidung verlangt, ob eine konservative Behandlung ausreichend ist oder ob die Voraussetzungen für eine operative Intervention gegeben oder gar zwingend geboten sind.

Nicht selten wird der erstbehandelnde Arzt an das Bett eines Kranken gerufen, der immobil jede Bewegung scheuend, ja sogar stärkere Atemexkursionen meidend, zu Bette liegt und unmittelbare oder wenigstens rasche Schmerzlinderung erwartet. Dabei stellt sich die Frage, ob es sich „nur" um eine akute Lumbalgie handelt, um eine

28

Bandscheibenprotrusion oder um einen Bandscheibenprolaps mit entsprechenden neurologischen Ausfällen.

Hier kann die *Anamnese* wichtige Hinweise geben, ob etwa bereits früher vergleichbare Beschwerden im Lendenbereich global oder gürtelförmig aufgetreten sind oder ausstrahlend in eine Extremität oder gar in beide Extremitäten mit oder ohne neurologisches Defizit. Dieses manifestiert sich in Paresen, in Reflex-, Sensibilitäts-, und/oder in Blasen- bzw. Mastdarmstörungen. Die Anzahl früher bereits erlittener Attacken kann die Frage des weiteren therapeutischen Weges ebenso entscheidend mitbestimmen wie der klinische Befund, auch die Akutheit des gegenwärtigen Geschehens und das auslösende Moment oder das Fehlen von Hinweisen auf Auslösefaktoren.

Bei Irritation oder gar stärkerer Schädigung lumbaler oder sakraler Wurzeln kann der Kranke meist eindeutige Angaben in Bezug auf die jeweilige Lokalisation machen. Aufgabe der Untersuchung ist es dann, diese zu objektivieren. Gerade die Zuordnung subjektiver Symptome und objektivierbarer Zeichen in Form umschriebener Ausfälle erlaubt in den meisten Fällen bereits die Differenzierung einer Wurzelschädigung infolge eines Bandscheibenschadens gegenüber etwa einer Polyneuropathie, einer Polyneuritis oder -radikulitis oder einem spinalen Prozeß. Diese sind meist durch eine mehrere Segmente überschreitende Symptomatik gekennzeichnet. Es sollte daher der Befall von mehr als zwei lumbalen Wurzeln wie auch der gleichzeitige Nachweis entsprechender Ausfälle im Bereich beider Beine oder gar der oberen Extremitäten stets Anlaß sein, nicht in erster Linie an das Vorliegen eines isolierten Bandscheibenvorfalles zu denken, sondern eher an einen ausgedehnteren Krankheitsprozeß und nach dessen Ursachen zu suchen.

Die folgende Tabelle 1 gibt einen Überblick über die charakteristische Lokalisation der Symptomatik einzelner lumbaler Wurzeln. Die *Untersuchung* sollte nach Erhebung der Anamnese mit einer Betrachtung des Kranken und seiner Stellung und Haltung sowie seines Bewegungsablaufes beginnen. Wir finden eine typische, schmerzvermeidende, analgetische Schonhaltung mit entsprechender kompensatorischer Skoliose, mit oder ohne Beckenschiefstand und Steifhaltung oder gebückter Haltung. Der Kranke meidet Streckung oder auch Beugung im Bereich der Hüfte, wobei wir von einer Lendenstreck- oder -beugesteife sprechen können. Nicht selten wer-

Tabelle 1. Die häufigsten Wurzelsyndrome im Lumbosakralbereich

Segment	Kennmuskeln	Reflexe	Sensibilität
L_3	M. quadriceps	PSR	Oberschenkelstreck-seite (trochanter major → Condylus med.)
L_4	M. tib. ant.	PSR	Oberschenkelaußenseite Tibiakante → Medialer Fußrand
L_5	M. ext. hal.	TPR	Außenseite von Ober-schenkel und Knie → Großzehe
S_1	M. triceps surae M. peronaeus brev. (Glutäalmuskeln)	ASR	Laterodorsalseite des Beines → Lateraler Fußrand → Kleinzehe

den zutagetretende Atrophien der Glutäalmuskulatur übersehen oder nicht beachtet. Entsprechendes gilt für die Instabilität des Bekkens bis hin zum eindeutigen Trendelenburgschen Zeichen, etwa bei einer Schädigung der Wurzel L 5. Schließlich gibt die Prüfung der Bewegungsfunktion im Bereich der LWS und der Hüftgelenke entscheidende differentialdiagnostische Hinweise, etwa um eine Wurzelirritation gegenüber sogenannten Pseudoradikulalgien bei Hüftgelenks- oder Wirbelgelenksaffektionen abgrenzen zu können. Nicht immer ist es leicht, eine schmerzreflektorisch bedingte Innervationsschwäche von einer latenten oder gar manifesten Parese eindeutig abzugrenzen. Hierfür bedarf es einer guten Mitarbeit des Kranken selbst. Bei längerbestehender Parese sind Hypotonie und Atrophie etwa der langen Zehenstrecker oder auch z. B. des M. extensor hallucis brevis nicht nur zu ertasten, sondern auch sichtbar.

Wie schon die Prüfung der Motorik, so erfordert in noch stärkerem Maße der Test der verschiedenen sensiblen Qualitäten die Mitarbeit des Kranken. Der Nachweis tiefensensibler Ausfälle, also eines gestörten Vibrations- und Lageempfindens oder Zahlenerkennens, läßt zwar in erster Linie an andere Ursachen der Symptomatik denken, doch werden entsprechende Ausfälle bisweilen auch bei ausgeprägteren Wurzelschädigungen nachgewiesen.

Schließlich gilt es, vegetative Symptome zu erfragen und durch entsprechende Prüfungen von Kremaster- und Analreflex und durch manuelle Prüfung des Sphinktertonus zu ergänzen, um ein Konus- oder Kaudasyndrom zu erkennen, denn diese können bei einem medialen Bandscheibenvorfall zutagetreten und fordern eine sofortige operative Intervention. Nach Pavlakis et al. (1983) waren immerhin in 17,5% ihrer Fälle mit einem Konus- oder Kaudasyndrom lumbale Bandscheibenvorfälle Ursache dieser Störung.

Der nach gründlicher Anamnese erhobene neurologische Status sollte schließlich ergänzt werden durch die bereits eingangs genannten *technischen Untersuchungen*, um die klinische Diagnose zu bestätigen und zu präzisieren. Je eindeutiger der klinische Befund, je exakter aufgrund dieses Befundes die Fragestellung, um so präziser ist die zu erwartende Antwort von seiten des Neurophysiologen oder des Neuroradiologen, um so leichter ist es, den therapeutischen Weg festzulegen und um so besser das letzlich entscheidende Therapieergebnis.

Anhand *eigener Ergebnisse* bei 155 Kranken, die innerhalb der Jahre 1981 bis 1983 sich in unserer stationären Behandlung befanden, sollen im folgenden die erhobenen Befunde referiert werden. Hierbei ist zu berücksichtigen, daß es sich nicht um ein auslesefreies Krankengut handelt. Es unterscheidet sich nicht unwesentlich aufgrund der Schwere der Krankheitsbilder und/oder ihrer Therapieresistenz vom Krankengut eines niedergelassenen Orthopäden oder Neurologen, aber auch vom Krankengut einer neurochirurgischen Klinik, wo sich offenbar eine größere Anzahl von Kranken befindet, von denen man primär annimmt, daß die Voraussetzungen für eine operative Intervention bestehen.

Tabelle 2 gibt einen Überblick über unser *Krankengut* mit lumbalen und zervikalen Syndromen, wobei im folgenden unsere Aufmerksamkeit nur den Kranken mit lumbalen Störungen gilt. Tabelle 3 zeigt die *Geschlechtsverteilung* und Tabelle 4 die *Altersverteilung*, die

Tabelle 2. Erkrankungen 1981–1983

Lumbale Syndrome	155	90,7%
Zervikale Syndrome	16	9,3%
Zusammen	171	100,0%

31

Tabelle 3. Geschlecht

Frauen	74	47,7%
Männer	81	52,3%
zusammen	155	100,0%

Tabelle 4. Altersverteilung

	♀	♂	zus.	%
–20 Jahre	–	–	–	–
–30 ”	5	3	8	5,2
–40 ”	17	24	41	26,4
–50 ”	22	22	44	28,4
–60 ”	13	13	26	16,8
–70 ”	6	9	15	9,7
älter	11	10	21	13,5
zusammen	74	81	155	100,0

Tabelle 5. Anamnesedauer

Tage	2	1,3%
bis zu 4 Wochen	11	7,1%
bis zu 12 Monaten	27	17,4%
bis zu 2 Jahren	46	29,7%
länger	69	44,5%
zusammen	155	100,0%

sich insofern von größeren Vergleichskollektiven aus neurochirurgischen Kliniken unterscheidet, als dort sich deutlich weniger Kranke in höherem Alter befanden (OPPEL et al. 1977) und nur noch 9% der Patienten das 60. Lebensjahr überschritten hatten.

Bemerkenswert ist die *Länge der Anamnese* (Tabelle 5) und die *Häufigkeit früherer Attacken* (Tabelle 6) sowie die Tatsache, daß in 33 Fällen (21,2%) bereits eine, in 8 Fällen (5,2%) bereits zwei Bandscheibenoperationen vor Einweisung in unsere Klinik vorgenommen worden waren (Tabelle 7). Insbesondere die zuletzt genannten Fakten unterstreichen die Hartnäckigkeit und Schwere der Ausfälle und Störungen unserer Kranken.

Tabelle 6. Häufigkeit der Attacken

1	21	13,5%
2	30	19,4%
3	29	18,7%
mehr	75	48,4%
zusammen	155	100,0%

Tabelle 7. Bandscheibenoperationen in der Anamnese (n 155)

1	33	21,2%
2	8	5,2%
mehr	0	0
zusammen	41	26,4%

Tabelle 8. Lokalisation der Beschwerden (n 155)

Lumbago	145	93,5%		
nur Lumbago			18	11,6%
Extremitäten	133	85,8%		
rechtes Bein			70	52,6%
linkes Bein			84	63,2%
beidseits			15	11,3%
wechselnde Seiten			41	30,1%

Tabelle 9. Befunde

keine Ausfälle	39	25,2%
Ausfälle	116	74,8%
zusammen	155	100,0%
Preßschmerz	33	21,3%

Ihre *Beschwerden* erstreckten sich zwar meist auch auf die Extremitäten, doch fanden sich immerhin in 18 Fällen (11,6%) (Tabelle 8) „nur" Kreuzschmerzen im Sinne einer Lumbalgie. Bei einem Viertel der Kranken (Tabelle 9) waren *keine neurologischen Ausfälle* zu objektivieren, auch wenn durchaus entsprechende ausstrahlende Beschwerden in eine oder gar beide Extremitäten geklagt wurden.

Tabelle 10. Neurologische Ausfälle (n 155)

Sensibles Defizit	99	63,9%
Reflexdefizit	79	51,0%
Paresen	76	49,0%
Blasenstörungen	10	6,5%

Tabelle 11. Verschiedene Kombinationen neurologischer Ausfälle (n 155)

Parese + Sens. + Reflexe	43	27,7%
Sens. + Reflexe	21	13,5%
Parese + Sens.	20	12,9%
Parese + Sens. + Reflexe + Blase	6	3,9%
Parese + Reflexe	3	1,9%
Parese + Sens. + Blase	2	1,3%
Parese + Blase	1	0,6%
zusammen	96	61,8%

Tabelle 12. Isolierte neurologische Ausfälle (n 155)

Sensibles Defizit	10	6,5%
Reflexdefizit	8	5,2%
Paresen	1	0,6%
Blasenstörungen	1	0,6%
zusammen	20	12,9%

Tabelle 13. Segmentale Verteilung*

L_{2-3}	3	2,7%
L_{3-4}	9	8,2%
L_{4-5}	69	54,6%
L_5/S_1	36	32,7%
L_{5-6}	2	1,8%
zus.	110	100,0%

* Berücksichtigt wurden nur eindeutige Befunde

Tabelle 14. Segmentenkombination (n 110)*

$L_{3-4} + L_{4-5}$	1	0,9%
$L_{4-5} + L_5/S_1$	7	6,4%
$L_{3-4}/_{4-5}/L_5/S_1$	1	0,9%
zusammen	9	8,2%

* Berücksichtigt wurden nur eindeutige Befunde

Tabelle 15. Therapieerfolg

Gebessert	115	74,2%
Unverändert	22	14,2%
Unbekannt	18	11,6%
zusammen	155	100,0%

Die Verteilung der zu objektivierenden *Ausfälle* findet sich in Tabelle 10, wobei es sich überwiegend um *kombinierte Ausfälle* handelt (Tabelle 11) und nur in knapp 13% der Fälle um *isolierte Zeichen* (Tabelle 12). Die *segmentale Verteilung* der betroffenen Wurzeln zeigt die folgende Übersicht (Tabelle 13). Nur bei 9 Kranken (8,2%) waren *mehrere Segmente* betroffen (Tabelle 14).

Aufgrund der klinischen Befunde, ergänzt durch die technische Diagnostik, hielten wir nur in 31 Fällen (20%) eine chirurgische Behandlung für indiziert. Hierin manifestiert sich nicht nur eine deutliche Zurückhaltung unsererseits gegenüber dem operativen Eingriff, sondern auch eine strenge Indikation für eine Operation. Möglicherweise spiegelt sich dies auch in dem aus unserer Sicht befriedigenden *Therapieerfolg* wieder (Tabelle 15).

Was schließlich das *differentialdiagnostische Spektrum* einer lumbalen Bandscheibenerkrankung betrifft, so gilt es zunächst eindeutig abzugrenzen, ob eine Erkrankung mit oder ohne neurologische Ausfälle vorliegt. Sodann ist zu differenzieren zwischen zentral- und periphernervösen Störungen, also zu prüfen, ob es sich möglicherweise um eine Beeinträchtigung im Bereich des Rückenmarkes oder gar noch höher gelegener Abschnitte des ZNS handelt oder um eine Schädigung lumbaler Wurzeln oder peripherer Nerven. Hierbei können sowohl Mono- wie Polyneuritiden, Radikulitiden, ja selbst Meningitiden oder verschiedene Kombinationen Anlaß zu einer Fehldiagnose geben, ebenso Engpaßsyndrome und nicht zuletzt auch das Tibialis-anterior-Syndrom. Des weiteren ist auf die Möglichkeit einer nicht durch einen Bandscheibenvorfall bedingten spinalen Raumforderung zu verweisen, auf ein spinales Neoplasma, ein Angiom oder eine Varikosis. Man sollte jedoch differentialdiagnostisch auch an seltenere Erkrankungen wie an eine myatrophische Lateralsklerose vom peronealen Typ oder eine spinale Muskelatrophie und schließlich auch an eine primär myogene Erkrankung denken.

Schließlich kann auch einmal ein hochsitzender Hirntumor, etwa im Bereich der vorderen Zentralregion, z. B. ein Meningeom, zunächst sich als isolierte Fußheber- oder Fußbeugerparese ohne spastische Zeichen markieren und eine Wurzelschädigung L 5 oder S 1 vortäuschen oder ein therapieresistentes Schmerzsyndrom thalamisch bedingt sein.

Zusammenfassend läßt sich die Klinik der lumbalen Bandscheibenerkrankung wie folgt charakterisieren:

1. Zu unterscheiden sind Lumbalgien und durch neurologische Reiz- und/oder Ausfallserscheinungen charakterisierte Radikulalgien.
2. Die Anamnese zeigt einen akuten oder langsam progredienten Beginn der Symptomatik mit allen Übergangsmöglichkeiten und läßt häufige Rezidive zutagetreten.
3. Äußere Anlässe finden sich oft, doch keineswegs immer.
4. Charakteristische Schmerzen – insbesondere typische Preßschmerzen – mit entsprechender Schonhaltung und Bewegungseinschränkung können auch beim Fehlen neurologischer Ausfälle Ausdruck eines Bandscheibenvorfalles sein.
5. In der Regel sind die neurologischen Symptome bei einem lateralen oder mediolateralen Vorfall auf ein bis zwei Segmente begrenzt.
6. Ein beidseitiger, segmental begrenzter Befall, speziell im Bilde eines Konus- oder Kaudasyndroms, zwingt an das Vorliegen eines medialen Vorfalles zu denken.
7. Die ergänzenden Untersuchungen (Elektromyo- und Elektroneurographie, CT, NMR und Myelographie unter Berücksichtigung auch des Liquorbefundes) erlauben meist eine exakte Höhenlokalisation und Artdiagnose.
8. Je eindeutiger die Diagnose, um so leichter ist die Entscheidung für den rechten therapeutischen Weg und um so besser das für den Kranken schließlich entscheidende Therapieergebnis.

Literatur

1. Oppel F, Schramm J, Schirmer M, Zeitner M (1979) Results and complicated course after surgery for lumbar disc herniation. In: Wüllenweber R, Brock M, Hamer J, Klinger M, Spoerri O (eds) (1979) Lumbar disc,

adult hydrocephalus. Advances in neurosurgery 4. Springer, Berlin Heidelberg New York
2. PAAL G, VELHO-GRONEBERG P (im Druck) Orthopädische Probleme bei Erkrankungen des Nervensystems. In: JÄGER M, WIRTH CJ (Hrsg) Praxis der Orthopädie. Thieme, Stuttgart New York
3. PAVLAKIS AJ, SIROKY MB, GOLDSTEIN J, KRANE RJ (1983) Neurological and urological findings in conus medullaris and cauda equina injuries. Arch Neurol 40: 570–573

Elektrophysiologische Untersuchungen im Rahmen der lumbalen Bandscheibenerkrankungen: Indikation, Aufwand, Aussagefähigkeit

J. Jörg und H.-W. Scharafinski

Erlitt vor 20 oder 30 Jahren ein Patient eine akute L_5-Wurzelausfallsymptomatik auf dem Boden einer Bandscheibenprotrusion und ging diese mit einer Fußheberparese einher, so erfolgte nur ausnahmsweise eine Operation in Höhe der nachgewiesenen isolierten Osteochondrose und statt dessen in der Mehrzahl der Fälle eine konservative Therapie. Verbliebene Restschädigungszeichen, z. B. eine Fußheberlähmung, waren mit diesen Therapiemaßnahmen nur selten zu beobachten. Der gleiche Krankheitsverlauf in der heutigen Zeit würde sich in zweierlei Weise wesentlich unterscheiden:

1. Die Notwendigkeit zu einer Operation wird heute viel schneller gestellt, obwohl die Krankengeschichte der Patienten früherer Jahre weder beweist, daß Wurzelparesen ohne Operation meist irreversibel sind, noch daß die Operation den Reinnervationsgrad beschleunigt.

2. Der Patient würde in der heutigen Zeit allen möglichen bildgebenden Verfahren unterzogen werden, insbesondere der Röntgentomographie und Myelographie, nicht selten zunehmend auch der Diskographie oder gar Kernspintomographie und dies obgleich bekannt ist, daß aus der Veränderung der bildgebenden Verfahren nicht auf den Grad der Wurzelschädigung geschlossen werden kann, da diese Methoden alle nur ein indirektes Läsionszeichen liefern.

Der Einsatz der Elektrodiagnostik bei lumbosakralen Wurzelsyndromen soll den Sinn haben, in Zweifelsfällen die adäquate Therapiemaßnahme zu finden bzw. den Weg zur weiteren Diagnostik zu ebnen. Die Indikation zu den hier zu besprechenden Untersuchungen, und dazu zählt man neben der Elektromyographie (EMG) die Neurographie, die Untersuchung der somatosensorisch evozierten

Potentiale und den Einsatz der F-Wellen- und H-Reflex-Diagnostik, kann man leichten Herzens stellen, da der Aufwand der einzelnen Untersuchungsmaßnahmen zeitlich je nach Fragestellung leicht begrenzbar ist und risikolos ambulant durchgeführt werden kann (s. Tabelle 1) (STRUPPLER 1982).

Tabelle 1. Diagnostik lumbosakraler Wurzelsyndrome

indirekte Läsionszeichen	direkte Läsionszeichen

1. Röntgen-LWS, ggf. Tomographie
2. Myelographie
3. Liquor und Queckenstedt
4. Diskographie
5. Kernspintomographie
	1. EMG
	2. Konventionelle elektrische
	   Untersuchung
	3. Neurographie:
	   – motorische NLG
	   – sensible NLG
	   – Kauda-Neurographie
	4. SEP:
	   – Nervenstamm in Etagen
	   – Dermatom-SEP
	5. F-Welle
	6. H-Reflex

Klinik	Ruhe – EMG	mittlere Aktivität	maximal Innervation
akutes L_5-Syndrom < 10 Tage	./.	biphasisch	gelichtet
akutes L_5-Syndrom > 14 Tage	FI, MO, (FA) (Pseudo)	biphasisch	gelichtet
chron. L_5-Syndrom	FI, MO	neurogener Umbau	gelichtet
L_5-Syndrom in Rückbildung	FI (+)	neurogener Umbau Reinnervationspotentiale	gering gelichtet
altes L_5-Syndrom	./.	neurogener Umbau	dicht bis gelichtet

(FI = Fibrillationen, FA = Faszikulationen, MO = monophasische Wellen, Pseudo = pseudomyotone Entladungen)

Die *Indikation* zur Elektrophysiologie der lumbalen Bandscheiben-erkrankung ist in folgenden Fällen gegeben:

1. Beurteilung des Ausmaßes der bestehenden Wurzelschädigung mit Abgrenzung zwischen einer Wurzelausfall- und Wurzelreiz-symptomatik. Dabei dienen das EMG zur Beurteilung axonaler Läsionszeichen am motorischen Schenkel, die NLG- und die SEP-Diagnostik zum Nachweis von Myelinläsionen im afferenten System.
2. Lokalisation des Schädigungsortes, z. B. durch ein EMG sowohl der vom N. peronaeus als auch der von der L_5-Wurzel innervierten Kennmuskeln (M. gluteus medius oder Mm. interspinosi). Der H-Reflex dient als weitere Möglichkeit zur Differenzierung einer S_1-Läsion.
3. Beurteilung des Alters der Wurzelausfallsymptomatik, wobei so-wohl akute als auch chronische Kompressionen oder gar Rezidive mit Hilfe unterschiedlicher EMG-Muster differenziert werden können.
4. Differentialdiagnostische Abgrenzung, z. B. gegenüber einer Ple-xus-lumbosacralis-Läsion, einer Schwerpunktpolyneuropathie, einer Peronaeusdrucklähmung, einer Radikulitis, z. B. durch Bor-relieninfektionen (Bannwarth-Syndrom), oder gegenüber einer Konversionssymptomatik (JÖRG 1977).

Die *Aussagefähigkeit* der einzelnen elektrophysiologischen Untersu-chungsmethoden ist sehr unterschiedlich, am wertvollsten ist zwei-fellos der Einsatz des EMG (s. Tabelle 2).

Tab. 2. EMG-Befunde in Ruhe, bei mittlerer Muskelaktivität und bei Maxi-malinnervation von folgenden verschiedenen Wurzelsyndromen:
- akutes L_5-Syndrom (weniger als 10 Tage alt)
- akutes L_5-Syndrom (älter als 14 Tage)
- chronisches L_5-Syndrom
- L_5-Syndrom in Rückbildung
- altes L_5-Syndrom

Elektromyographie

Akute Wurzelausfallsyndrome mit Betroffensein auch der motori-schen Spinalnervanteile zeigen in den ersten 8–10 Tagen in den be-troffenen Kennmuskeln noch keine pathologische Spontanaktivität, wohl aber kommt es je nach der Schwere der Parese zu einem gelichteten Muster bei Maximalinnervation; die einzelnen Aktionspotentiale sind aber nicht pathologisch verändert. Die konventionelle elektrische Untersuchung zeigt schon nach 3–5 Tagen ein Ansteigen der motorischen Schwelle im Seitenvergleich und eine sich verändernde Muskelzuckungsform, wenn die Parese ausgeprägt ist. Die ersten Denervierungspotentiale, d.h. je nach Schwere der neurogenen Schädigung nicht nur Fibrillationspotentiale, sondern auch positive Wellen, sind in den vom Ramus dorsalis des spinalen Nerven innervierten Mm. interspinosi zu finden, da die Strecke zwischen Vorderhornzelle und Muskelfaser am kürzesten ist. Ein weiterer Vorteil der Mm.-interspinosi-Untersuchung ist die Tatsache der streng monoradikulären Innervierung, wie es für die vom Ramus ventralis innervierten Muskelgruppen nur für die Mm. intercostales lumborum, nicht aber für die Kennmuskeln an den Extremitäten gilt.

Die Mm. intercostales lumborum ziehen zwischen den Querfortsätzen der Lendenwirbelkörper, bzw. für die L_5-Wurzel zwischen dem Querfortsatz LWK_5 und dem Periost gerade unterhalb des Beckenkamms. Sie werden monosegmental vom Ramus ventralis innerviert.

Die *Extremitätenkennmuskeln* der lumbalen Bandscheiben sind:

L_1-L_3: M. iliopsoas

L_2-L_3: M. quadriceps, Adduktorenmuskeln

L_4: M. tibialis anterior, M. quadriceps, Adduktorenmuskeln

L_5: M. extensor hallucis longus, M. extensor digitorum longus, M. gluteus medius, M. tibialis posterior, M. semitendinosus, Mm. fibulares

S_1: M. gastrocnemius, M. soleus, M. abductor hallucis, M. gluteus maximus

S_2: M. abductor digiti quinti

Nach spätestens 10–14 Tagen eines akuten Wurzelausfallsyndroms zeigen sich in Abhängigkeit von der Schwere der motorischen Wurzelschädigung nicht nur Fibrillationspotentiale, sondern auch positive Denervierungspotentiale, gelegentlich auch als Zeichen eines sog. Engpaßsyndroms pseudomyotone Entladungen. Entsprechend der Parese ist das Muster bei Maximalinnervation gelichtet. Besteht dieses Wurzelsyndrom über mehrere Monate, so kommt es zu einem neurogenen Umbau mit vermehrter Polyphasie und Zunahme von

Amplitude und Potentialdauer. Ist die radikuläre Schädigung nur gering, so finden sich meist nur sog. Denervierungspotentiale. Ihr Nachweis aus den Mm. interspinales lumborum, die als schmale Muskelbündel zwischen den Dornfortsätzen verlaufen, oder der Nachweis in proximalen Extremitätenmuskeln wie dem M. gluteus medius oder maximus kann für ein Wurzelsyndrom, z. B. in Differenzierung zu einer Peronaeusdrucklähmung, beweisend sein, das Fehlen von Denervierungspotentialen schließt aber eine *Wurzelreizsymptomatik* nicht aus (KAESER 1965).

Besteht ein *chronisches Kompressionssyndrom* und ist die Prognose klinisch nicht sicher zu beurteilen, so kann von einer guten Prognose ausgegangen werden, wenn man im EMG eine Abnahme der Fibrillationen und monophasischen Wellen sieht, die echten Reinnervationspotentiale zunehmen und als Zeichen einer kollateralen Reinnervierung auch eine vermehrte Polyphasie mit Amplitudenerhöhung und Latenzzunahme zu beobachten ist. Liegt eine *chronisch progrediente Kompression* der Nervenwurzel vor, so kommt es bei dem Vergleich mehrerer Untersuchungen zu einer Zunahme der Schwere der Denervierungspotentiale, so daß aus der Anzahl und der Art der auftretenden pathologischen Spontanaktivität auf die Schwere der eingetretenen neurogenen Schädigung und damit der Denervierung geschlossen werden kann. Mit Zunahme der Schwere der neurogenen Läsion nehmen nicht nur die Zahl der positiven scharfen Wellen, sondern auch Faszikulationen und pseudomyotone Entladungen zu, bei geringen Denervierungen finden sich lediglich Fibrillationspotentiale (HOPF u. STRUPPLER 1974).

Alte Wurzelkompressionssyndrome weisen demgegenüber im EMG bis auf geringe Fibrillationen keinerlei pathologische Spontanaktivität mehr auf (HERMANN u. KÖRPRICH 1982), und es zeigt sich je nach Reinnervierung ein mehr oder weniger typisches neurogenes Muster mit vermehrter Polyphasie und vergrößerten und verlängerten Aktionspotentialen. Es findet sich ein typisches Aktivitätsmuster eines alten teildenervierten Muskels, d. h. 1. Ausfall einzelner Muskelfasern oder ganzer motorischer Einheiten, 2. vermehrt polyphasische Aktionspotentiale und 3. eine höhere Entladungsfrequenz der noch intakten Motoneurone (LUDIN 1976; NEUNDÖRFER u. THOM 1981).

Die *Frage der Reinnervierung* läßt sich gleichfalls mit EMG-Verlaufsuntersuchungen beantworten, da hierbei je nach Art der Aktionspotentialveränderungen bzw. dem Auftreten von echten Reinnervierungspotentialen zwischen einer echten Reinnervation und einer distalen kollateralen Reinnervation unterschieden werden kann. Diese typischen EMG-Befunde können dann korreliert werden mit dem klinischen Befund eines nach distal hin wandernden Hoffmann-Tinelschen Zeichens, welches für ein Aussprossen der sensiblen Axone spricht. Die Frage, wie lange eine Elektrotherapie bzw. krankengymnastische Übungsbehandlung mit isometrischem Training nach abgelaufener Wurzelschädigung noch erfolgreich durchgeführt werden sollte, läßt sich gleichfalls mit dem EMG beantworten, da so lange noch von Reinnervierbarkeit der Muskelfasern ausgegangen werden kann, so lange noch Fibrillationspotentiale nachweisbar sind.

Ein *Rezidiv* der lumbalen Bandscheibenerkrankung muß angenommen werden, wenn entgegen von EMG-Vorbefunden jetzt wieder in den entsprechenden Kennmuskeln eine Zunahme der pathologischen Spontanaktivität und ein vermehrt gelichtetes Muster bei Maximalinnervation zu beobachten ist; schwerere Paresen gehen auch mit einer inkompletten Entartungsreaktion einschließlich erhöhter motorischer Schwelle einher.

Neurographie

Bei Wurzelkompressionssyndromen auf dem Boden einer Bandscheibenprotrusion ist die motorische Nervenleitgeschwindigkeit im Bereich des Unterschenkels und des Oberschenkels ebenso wie die distale Latenz normal, das Muskelsummenpotential kann aber beim Betroffensein einer größeren Zahl von Axonen reduziert sein. Ebenso ist die sensible Nervenleitgeschwindigkeit an den unteren Extremitäten für die Strecke bis hin zur Glutealfalte normal, da bei einer Bandscheibenkompression der Läsionsort proximal des Neurons ist und somit kein Anlaß für eine Wallersche Degeneration von proximal nach distal besteht. Liegt aber eine Leitgeschwindigkeitsverzögerung, z. B. in Höhe des Fibularkopfes vor, so muß bei einem vermuteten L_5-Syndrom differentialdiagnostisch eher ein Peronaeuskompressionssyndrom mit Schädigung im Bereich des Fibulakopfes angenommen werden. Die Neurographie kann manchmal die einzige Differenzierungsmöglichkeit zur Abgrenzung eines L$_5$-Syndroms von einer Peronaeusparese sein, nicht selten zeigen sich aber auch im EMG bei einem L$_5$-Syndrom Denervierungspotentiale im M. gluteus medius, M. tibialis posterior oder gar den Mm. interspinosi, die alle nicht vom N. peronaeus versorgt werden. Der Einsatz der Neurographie ist wichtig bei der Abgrenzung z. B. zur diabetischen Polyneuropathie oder Radikuloneuropathie, da hier auch distal verzögerte NLG-Werte gefunden werden.

Die Neurographie ist zur Diagnostik der Spinalnervläsion nur dann brauchbar, wenn der Schädigungsort zwischen dem Reiz- und Ableitteort zu liegen kommt. Nur dann ist eine Potentialsplitterung, eine Leitgeschwindigkeitsverlangsamung bzw. eine Spitzenlatenzverzögerung zu erwarten. Dies gelingt sowohl mit der Cauda-equina-Neurographie als auch mit der SEP-Diagnostik.

Bei der *Cauda-equina-Neurographie* leiten wir mit einer mit Teflon isolierten Lumbalpunktionsnadel in Höhe LWK$_{2-3}$ im Rahmen einer Punktion des lumbalen Liquor ab, reizen in Höhe der Poplitea den N. tibialis und N. fibularis und können dann bei entsprechenden Wurzelläsionen statt eines normalkonfigurierten biphasischen Potentials eine Polyphasie, eine Leitgeschwindigkeitsverzögerung im Seitenvergleich oder eine Amplitudenreduktion bis hin zum Potentialverlust nachweisen.

SEP-Diagnostik

Bei der SEP-Diagnostik unterscheidet man die Dermatom- und die Nervenstammstimulation. Ausgeprägtere Wurzelausfallssyndrome weisen pathologische Dermatom-SEP mit Amplitudenreduktionen bei geringen Latenzverzögerungen oder gar einem SEP-Verlust auf, wenn vom Skalp abgeleitet wird. Im Vergleich zu dem klinischen Sensibilitätsbefund ist die *zusätzliche* Aussagekraft der Dermatom-SEP von Ausnahmen abgesehen aber gering; diagnostisch von Wert sind die Dermatom-SEP nur dann, wenn klinisch ein Wurzelsyndrom vermutet werden muß, Sensibilitätsstörungen aber nicht nachweisbar sind. In solchen Fällen kann als Hinweis für eine afferente Leitungsstörung ein pathologischer Dermatom-SEP-Befund gefunden werden; in Korrelation dazu sei auf das Karpaltunnelsyndrom im Stadium der Brachialgia paraesthetica nocturna verwiesen, wo gleichfalls bei normalem Sensibilitätsbefund die sensible Leitgeschwindigkeit verzögert ist. Darüber hinaus ist die SEP-Diagnostik immer dann von Wert, wenn ausgesprochene Sensibilitätsstörungen geklagt werden, die eine Psychogenese vermuten lassen (JÖRG 1983).

Zur Eingrenzung des Schädigungsortes hat sich besser die SEP-Etagendiagnostik nach Tibialis- oder Fibularis-Stimulation bewährt. Bei Ableitung von der Glutealfalte, LWK$_5$, LWK$_1$ und dem Skalp läßt sich zwischen einer Plexus-lumbosacralis-Läsion bzw. N.-ischiadicus-Läsion einerseits und einer radikulären Läsion andererseits dadurch unterscheiden, daß bei Ischiadicusläsionen bereits das LWK$_5$-Potential und ggf. Gluteus-SEP pathologisch ist, wohingegen Wurzelaffektionen LWK$_1$- oder Skalp-SEP-Veränderungen verursachen, das gluteale SEP aber normal bleibt.

Die Amplitudenreduktionen bzw. der Ausfall ab einer bestimmten Komponente weisen auf eine kaudaler gelegene partielle Leitungsunterbrechung hin, pathologische Latenzintervalle zwischen zwei Potentialen sprechen für eine dazwischen lokalisierte umschriebene Demyelinisierung (STÖHR et al. 1982).

H-Reflex

Der H-Reflex kann konstant nur vom M. soleus abgeleitet werden, wobei der N. tibialis in der Poplitea elektrisch gereizt wird. Der H-Reflex hat dabei seine höchste Amplitude bei Reizstärken, die für die direkte M-Antwort noch weit submaximal liegen. Es werden immer mindestens 10 Reflexpotentiale bestimmt, und man kann dann im Seitenvergleich zur Frage einer S$_1$-Läsion Stellung nehmen, da Latenzdifferenzen von mehr als 2 ms oder Amplitudendifferenzen von mehr als 50% im Seitenvergleich immer pathologisch sind. Bei einer S$_1$-Läsion fehlt der H-Reflex in den meisten Fällen, es ist aber einschränkend festzuhalten, daß das Fehlen des H-Reflexes nichts über das Alter der Schädigung und deren Lokalisation aussagen kann, und solche Befunde auch bei einseitigen N. ischiadicus- oder Beinplexusläsionen zu beobachten sind (STÖHR 1982).

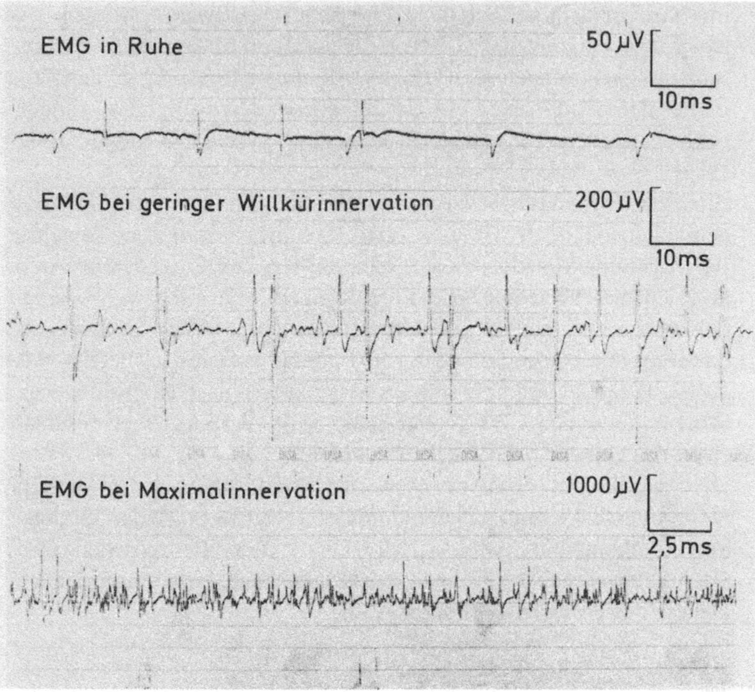

Abb. 1. Typischer EMG-Befund des M. extensor hallucis longus bei einem inkompletten L_5-Syndrom.
a) EMG bei einem 2 Wochen alten L_5-Syndrom mit pathologischer Spontanaktivität (Fibrillationen und monophasische Wellen – s. obere Kurve), Einzeloszillationen bei mäßiger Willkürinnervation (s. mittlere Kurve), gelichtetes Muster bei Maximalinnervation (s. untere Kurve)

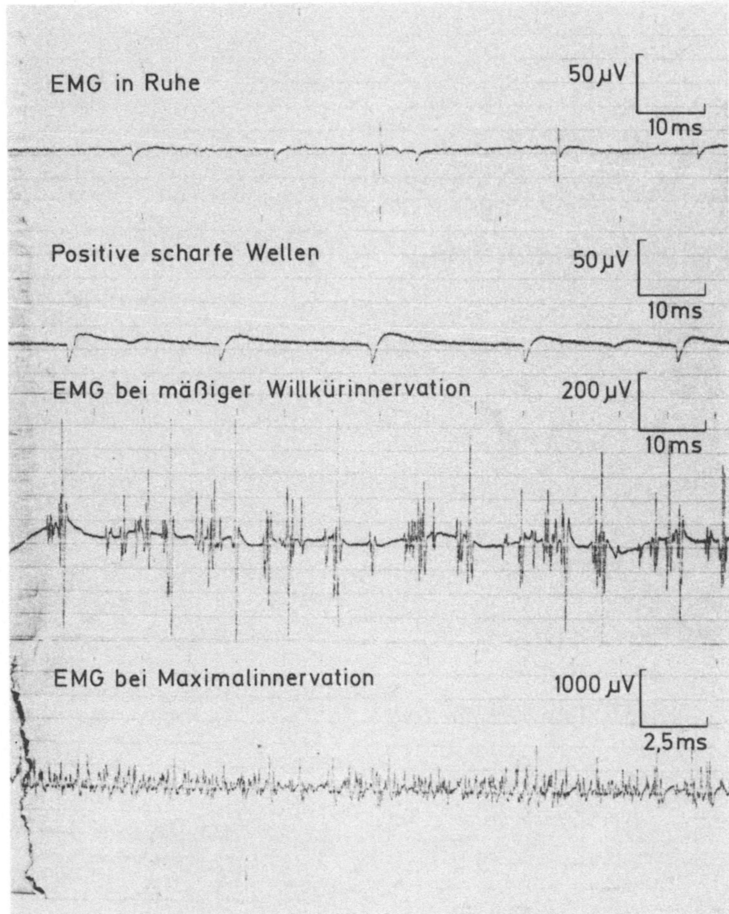

b) Typisches EMG-Muster bei einem 6 Monate alten L₅-Syndrom: Die beiden oberen Kurven zeigen pathologische Spontanaktivität mit positiven Denervierungspotentialen und Fibrillationspotentialen; bei mäßiger Willkürinnervation zeigen sich polyphasische Aktionspotentiale als Hinweis für einen neurogenen Umbau (s. dritte Kurve); Maximalinnervation führt zu einem gelichteten Innervationsmuster als Zeichen des Ausfalls motorischer Einheiten (in der unteren Kurve dargestellt)

47

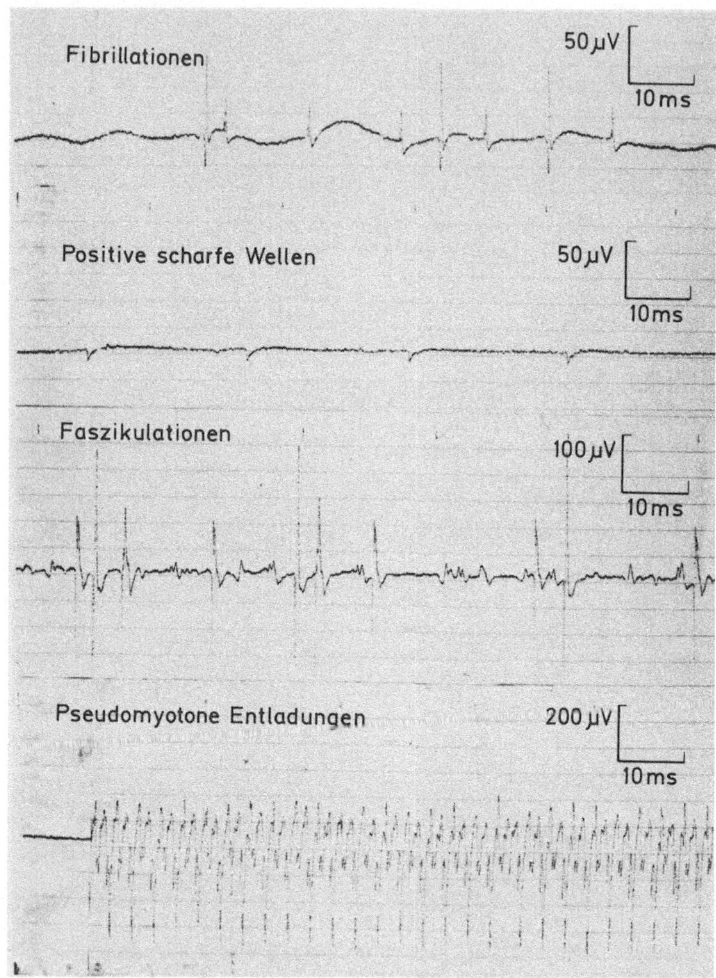

Abb. 2. Muster der pathologischen Spontanaktivität im Elektromyogramm

F-Welle

Sie wird durch supramaximale Reize des N. tibialis bzw. N. peronaeus in Höhe des Sprunggelenkes oder durch Stimulation des N. femoralis in Höhe der Leiste in den distal von den jeweiligen Nerven
innervierten Muskelgruppen ausgelöst. Es handelt sich dabei zumindest teilweise um eine rückläufige Erregung motorischer Vorder-
hornzellen. Diagnostisch relevant ist die minimale F-Wellen-Latenz
von mindestens 10 aufeinanderfolgenden Antworten. Die Normal-
werte sind alters- und körpergrößenkorreliert, für die N.-tibialis-Sti-
mulation fanden wir einen Mittelwert von $49,2 \pm 2,5$ ms. Auch hier
ist die Untersuchung im Seitenvergleich am aussagekräftigsten
(GERHARD 1984).

Insgesamt ist festzuhalten, daß die Untersuchung der F-Welle oder
des H-Reflexes ebenso wie die SEP-Diagnostik als spezielle Neuro-
graphieformen in ihrer Aussagekraft und damit ihrer Indikation
meist der Elektromyographie unterlegen sind, wenn man sich aus
Zeitgründen auf möglichst eine einzige Untersuchungsmethode beschränken will. Wohl kann mit Hilfe der Neurographie und dem
Nachweis einer Leitgeschwindigkeitsverzögerung in Höhe des Fibulakopfes eine Differenzierung zwischen einem L_5-Syndrom und einer Peronaeusdrucklähmung erfolgen, dies ist aber in gleicher Weise
mit Hilfe des EMG und Untersuchung mehrerer Muskeln möglich.
Die Differenzierung eines L_4-Syndroms von einer Quadrizepsparese
ist gleichfalls auch alleine mit dem EMG möglich, da der L_4-Kenn-
muskel M. tibialis anterior bei einem L_4-Syndrom pathologische Denervierung zeigt, nicht aber bei einer N.-femoralis-Parese.

Die Anwendung mehrerer der beschriebenen Methoden ist nur dann
sinnvoll, wenn differentialdiagnostische Abgrenzungen nötig sind
oder von der Art der Ausfälle therapeutische Konsequenzen abhän-
gen. Es ist sicher die Ausnahme und nicht die Regel, daß leichtere
Wurzelausfall- oder Wurzelreizsyndrome sowohl normale NLG-
Werte als auch ein normales EMG aufweisen und dann alleine die
neurophysiologische Erfassung der afferenten Leitungsbahnen mit
Hilfe der SEP- bzw. Cauda-equina-Neurographie einen Schädi-
gungsnachweis erbringt. *Zusammenfassend* ist zur Frage der elektrophysiologischen Untersuchungen im Rahmen lumbaler Bandscheibenerkrankungen folgendes festzustellen:

1. Die Indikation sollte gestellt werden, wenn an der Diagnose Zweifel bestehen, wenn der Ort der Schädigung unklar ist oder wenn zum Ausmaß der Wurzelläsion oder deren Alter keine sicheren Vorstellungen bestehen.

2. Der Aufwand der einzelnen elektrophysiologischen Untersuchungen ist gering, Voraussetzung sind lediglich ein elektrophysiologischer Meßplatz und ein erfahrener Untersucher. Die Untersuchungen sind risikolos, ambulant jederzeit durchführbar und wiederholbar. Der Zeitaufwand hängt von der Fragestellung und der dazu notwendigen Untersuchungstechnik ab.

3. Die Aussagekraft der einzelnen elektrodiagnostischen Methoden ist sehr unterschiedlich, wenngleich das EMG für die Beurteilung eines akuten, chronischen oder alten Wurzelausfall- oder Wurzelreizsyndroms typische Ergebnisse erbringt und lediglich bei Wurzelreizsyndromen mit isoliertem Betroffensein der afferenten Leitungsbahnen kein pathologischer EMG-Befund erwartet werden kann. Die Aussagekraft der übrigen Methoden, insbesondere der F-Welle und des H-Reflexes, ist zur Differenzierung einzelner Wurzelläsionen wertvoll, die SEP-Diagnostik kann zum Schädigungsgrad der afferenten Leitungsbahnen Stellung beziehen, hat aber nicht die Wertigkeit, die der sensiblen Neurographie im Rahmen der Karpaltunnelsyndrom-Diagnostik zukommt.

Abb. 3. Motorische Neurographie des N. peronaeus   ▷
a) Neurographiebefund bei einer Normalperson mit einer distalen Latenz von 4,8 ms, einer NLG für die Unterschenkelstrecke von 55 m/s und einer NLG von 58 m/s für die Strecke in Höhe des Fibulakopfes
b) Motorische Neurographie bei einer 6 Wochen alten Peronaeusdrucklähmung: Bei Stimulation knapp unterhalb des Fibulaköpfchens erhält man eine NLG von 35 m/s für die Unterschenkelstrecke, die NLG zwischen den Stimulationsorten im Bereich der Fossa poplitea und knapp distal am Capitulum fibulae ist mit 28 m/s deutlich reduziert. Die Muskelsummenpotentiale bei Oberflächenableitung vom M. extensor digitorum brevis sind für die Stimulationsorte knapp distal des Fibulaköpfchens und in Höhe der Fossa poplitea desynchronisiert und amplitudenreduziert

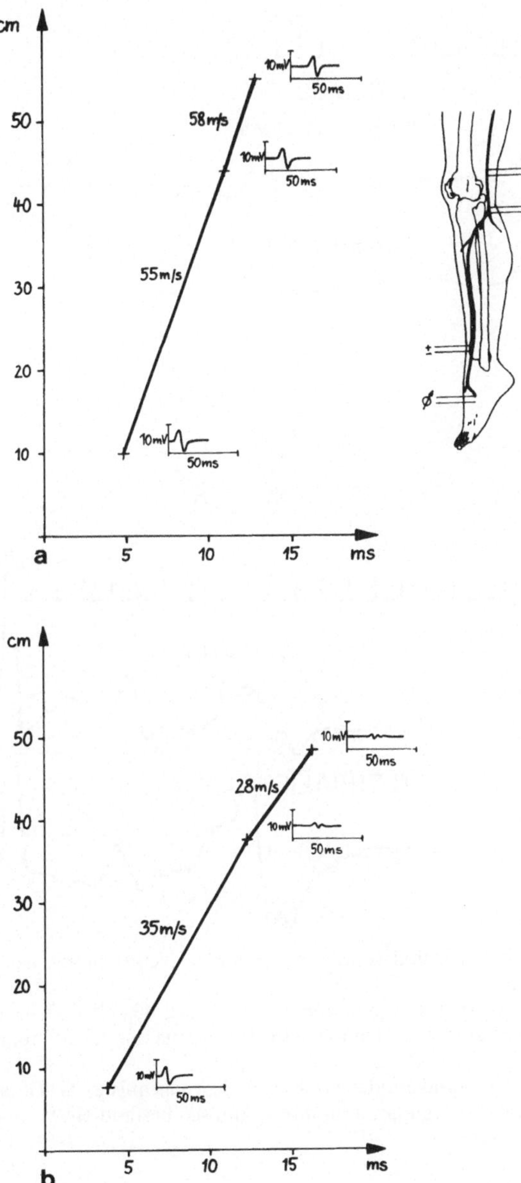

cm
58 m/s
55 m/s
10 mV
50 ms
10 mV
50 ms
10 mV
50 ms
50
40
30
20
10
a
5
10
15
ms
cm
28 m/s
35 m/s
10 mV
50 ms
10 mV
50 ms
10 mV
50 ms
50
40
30
20
10
b
5
10
15
ms

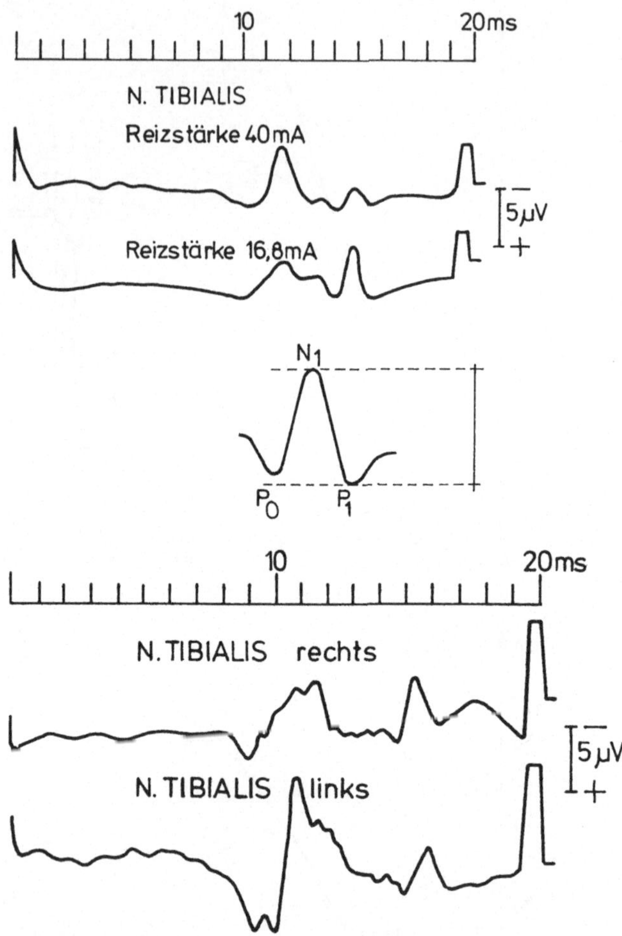

Abb. 4. Ergebnisse der Cauda-equina-Neurographie nach N. tibialis-Stimulation

a) N. tibialis-Stimulation mit 16,8 und 40 mA und normaler biphasischer Konfiguration; sichtbar wird bei submaximaler Stimulation die H-Reflex-Antwort bei 15 ms.

b) Amplitudenreduziertes und desynchronisiertes Tibialis-SEP rechts bei normaler Konfiguration links; klinisch bestand ein L_5/S_1-Syndrom

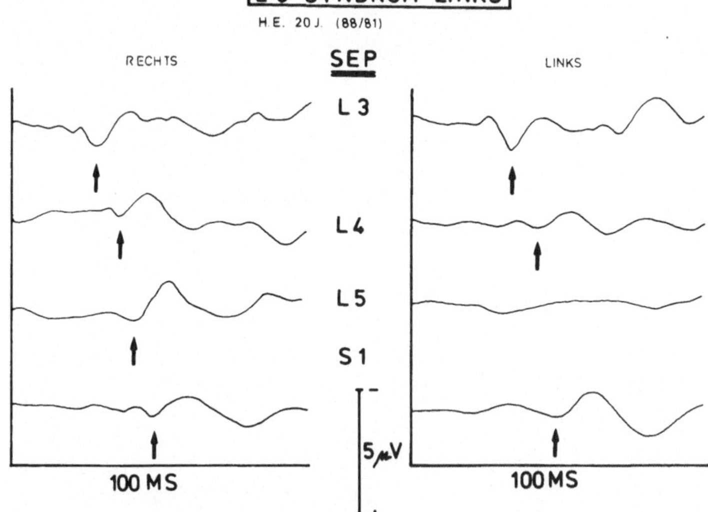

Abb.5. Somatosensorisch evozierte Potentiale (SEP) nach Dermatomstimulation der Segmente L_3, L_4, L_5 und S_1 bei einem linksseitigen L_5-Syndrom. Das stimulierte Dermatom L_5 links weist im Gegensatz zu den übrigen Dermatomen keine Kortexantwort auf

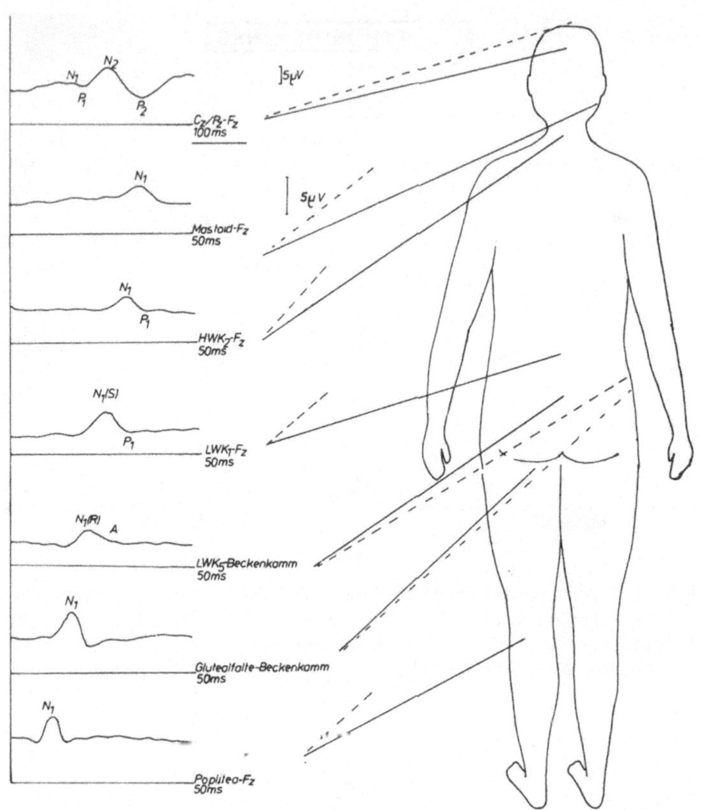

Abb. 6. Somatosensorisch evozierte Potentiale nach N.-tibialis-Stimulation in Höhe des Malleolus medialis bei einer Normalperson und einer Patientin mit einem Bandscheibenvorfall in Höhe $LWK_{2/3}$
a) Kortikale, spinale und nervale SEP nach N.-tibialis-Stimulation und Ableitung von der Poplitea, Glutealfalte, LWK_5, LWK_1, HWK_2, Mastoid und dem Scalp

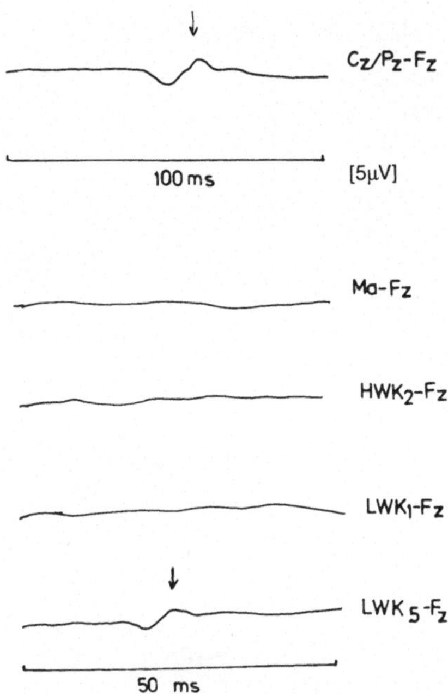

b) Entsprechend einer klinisch bestehenden schlaffen Paraparese auf dem Boden eines Bandscheibenvorfalles bei LWK$_{2/3}$ sind die LWK$_5$-SEP im Akutstadium normal ausgeprägt, von LWK$_1$ und den übrigen spinalen Ableiteorten sind keine SEP zu erhalten; das Scalp-SEP ist mit einer P$_1$-Latenz von 51 ms deutlich latenzverzögert (modifiziert nach: GERHARD 1984)

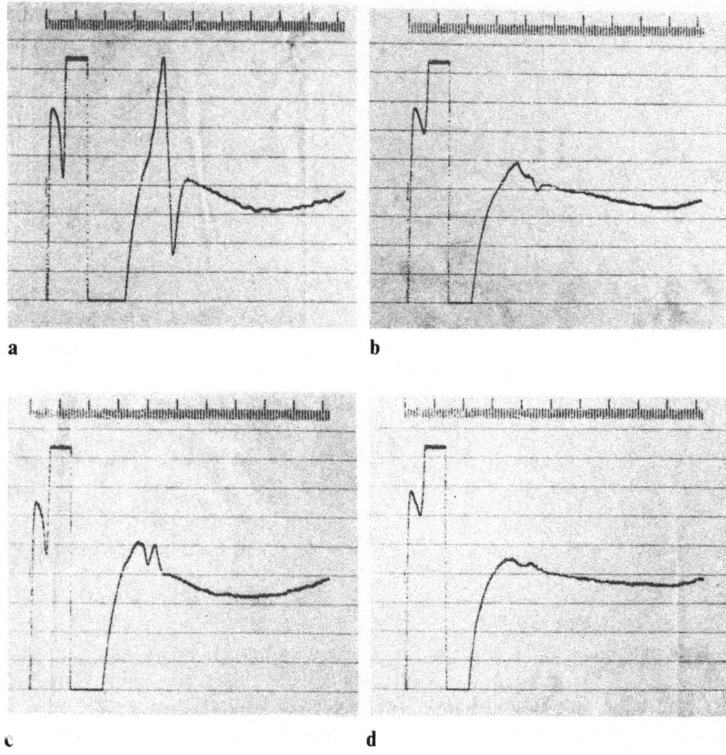

Abb. 7. Beispiel für die Bestimmung der minimalen F-Wellen-Latenz mit Stimulation des N. peronaeus profundus in Höhe des Sprunggelenkes und Ableitung vom M. extensor digitorum brevis. Die 4 aufeinanderfolgenden Antworten liegen in dem Normbereich von 40 ms

Literatur

1. Gerhard H (1984) Spinale SEP und F-Welle in der Diagnostik spinaler Prozesse. In: Jörg J, Hielscher H (Hrsg) Evozierte Potentaile (VEP, SEP, AEP) in Klinik und Praxis. Springer, Berlin Heidelberg New York, S 166–181
2. Hermann D, Körprich R (1982) Neurophysiologische Untersuchungen zur Differenzierung lumbosakraler Wurzelschädigungen. In: Struppler A (Hrsg) Elektrophysiologische Diagnostik in der Neurologie, Thieme, Stuttgart, S 50–51
3. Hopf HC, Struppler A (1974) Elektromyographie. Thieme, Stuttgart
4. Jörg J (1977) Diagnose und Differentialdiagnose radikulärer Syndrome im Zervikalbereich. Med Welt 28: 1634–1641
5. Jörg J (1983) Praktische SEP-Diagnostik. Enke, Stuttgart
6. Kaeser HE (1965) Elektromyographische Untersuchungen bei lumbalen Diskushernien. Dtsch Z Nervenheilk 187: 285
7. Ludin HP (1976) Praktische Elektromyographie. Enke, Stuttgart
8. Neundörfer B, Thom H (1981) Elektromyographie. In: Witt AN, Rettig H, Schlegel KF, Hackenbroich M, Hupfauer W (Hrsg) Orthopädie in Praxis und Klinik, Bd II. Thieme, Stuttgart
9. Okur H, Gehlen W (1982) Ergebnisse elektromyographischer Untersuchungen bei 270 Patienten mit radikulären Syndromen im Lumbalbereich. In: Struppler A (Hrsg) Elektrophysiologische Diagnostik in der Neurologie. Thieme, Stuttgart, S 52–53
10. Stöhr M (1982) Elektrophysiologische Diagnostik lokalisierter Nervenläsionen. In: Struppler A (Hrsg) Elektrophysiologische Diagnostik in der Neurologie. Thieme, Stuttgart, S 17–19
11. Stöhr M, Dichgans J, Diener HC, Buettner UW (1982) Evozierte Potentiale. Springer, Berlin Heidelberg New York
12. Struppler A (1982) Elektrophysiologische Diagnostik in der Neurologie. Thieme, Stuttgart

Neuroradiologische Untersuchungen:
Indikation, Aufwand, Aussagefähigkeit

A. HILLEMACHER

Hat der Arzt durch Anamnese, klinisch-neurologische Untersuchung und evtl. den Einsatz der elektrophysiologischen Methoden die differentialdiagnostische Frage „Bandscheibenschaden oder nicht?" eingekreist, sind üblicherweise die bildgebenden Verfahren an der Reihe.

Röntgenübersichtsaufnahmen der Lendenwirbelsäule

Zunächst meist die üblichen *Röntgenübersichtsaufnahmen der Lendenwirbelsäule* (LWS), gegebenenfalls ergänzt durch gezielte Ausschnittsaufnahmen, Schrägaufnahmen oder die konventionelle Tomographie.

Übersichtsaufnahmen der LWS sind leicht, relativ kostengünstig und fast überall anzufertigen.

Die Aussagefähigkeit ist allerdings bei der hier gegebenen Fragestellung recht beschränkt (s. Tabelle 1): So ist der Nachweis von degenerativen Veränderungen in einem Bandscheibensegment zwar oft hilfreich, jedoch in der Lokalisationshöhe nicht sicher. Der frische Prolaps kann durchaus in einer anderen als der degenerativ-veränderten

Tabelle 1. Röntgenaufnahmen der LWS

+ *Orientierung* über Statik, Haltung und degenerative Veränderungen
+ *Ausschluß* oder *Nachweis* andersartiger Prozesse (Verletzung, Tumor)
− (meist) keine hinreichende Aussagefähigkeit für Diagnose „Bandscheibenschaden"

Etage liegen. Die LWS kann röntgenologisch katastrophale Verschleißerscheinungen zeigen, und es liegt trotzdem kein Bandscheibenvorfall vor, evtl. völlige Beschwerdefreiheit des Patienten. Andererseits kann durchaus bei einer röntgenologisch „taufrisch" erscheinenden LWS ein massiver frischer Bandscheibenprolaps vorliegen, ohne daß es sogar zu einer auch nur eben erkennbaren Höhenminderung in einem Zwischenwirbelraum kommen würde.

Der wesentliche Wert der LWS-Aufnahmen liegt in der Klärung anderer differentialdiagnostisch in Frage kommender Ursachen von lumbalen und radikulären Symptomen: z.B. Feststellung von Frakturen, knochendestruierenden Veränderungen durch Tumoren, entzündlichen Veränderungen an Zwischenwirbelräumen und Wirbelkörpern oder Fehlbildungen.

Auch sind Übersichtsaufnahmen erforderlich, um bei einer evtl. später durchzuführenden Myelographie oder einer Computertomographie der LWS keine Fehleinschätzung der Etage zu riskieren, da Anlagevarianten im lumbosakralen Übergang recht häufig sind und eine sechsgliedrige Lendenwirbelsäule im Myelogramm und CT leicht zu einer falschen Höhenlokalisation verleiten kann, falls man nicht konventionelle LWS-Aufnahmen zur Orientierung zur Verfügung hat.

Ergeben sich aus den LWS-Aufnahmen keine Hinweise auf einen andersartigen Prozeß und ist somit der Bandscheibenvorfall wahrscheinlich, so wird man heute üblicherweise das CT der LWS anfertigen (SACHSENHEIMER et al. 1984; SKOBLAR 1983).

Computertomographie der LWS

Durch die CT der LWS ist zum ersten Mal eine direkte Darstellung der Bandscheibe und eines evtl. bestehenden Vorfalles möglich geworden (s. Abb. 1 und 2). Auch weit lateral liegende Vorfälle, die der Myelographie häufig entgehen, sind so erfaßbar (EBELING et al. 1984; EMDE 1984; GERHARD et al. 1984).

Die früher nach Bandscheibenoperationen in Remyelographien häufig schwer zu entscheidende Frage, ob es sich um Narbengewebe oder einen Rezidivprolaps handelt, ist durch die CT meist gut entscheidbar (KUTZ et al. 1984; SACHSENHEIMER et al. 1984; SCHINDLER

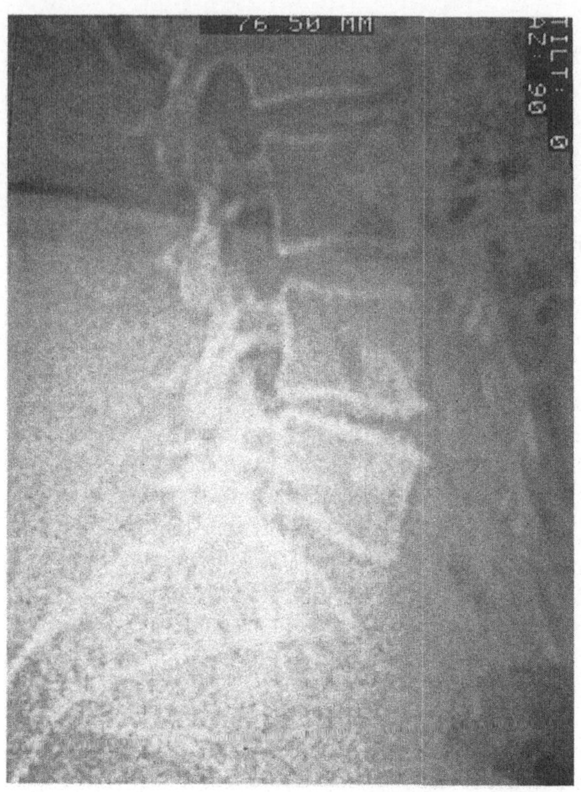

Abb. 1. Digitales seitliches Übersichtsbild der LWS in der Computer-Tomographie („Topogramm") als Orientierungshilfe zur exakten Einstellung der gewünschten Schichten. Hier: schwere alte Bandscheibendegeneration bei LWK 4/5

u. KLOTT 1984). Die Vor- und Nachteile der CT sind in Tabelle 2 zusammengefaßt.

Der hoch einzuschätzende Vorteil, daß dieses Verfahren den Patienten nicht gefährdet oder belästigt, hat allerdings einmal den Nachteil, daß kein Liquor gewonnen wird (was in manchen differentialdiagnostisch unklaren Fällen sehr wertvoll sein kann) und zum anderen auch den Nachteil, daß durch die leichte Zugänglichkeit und

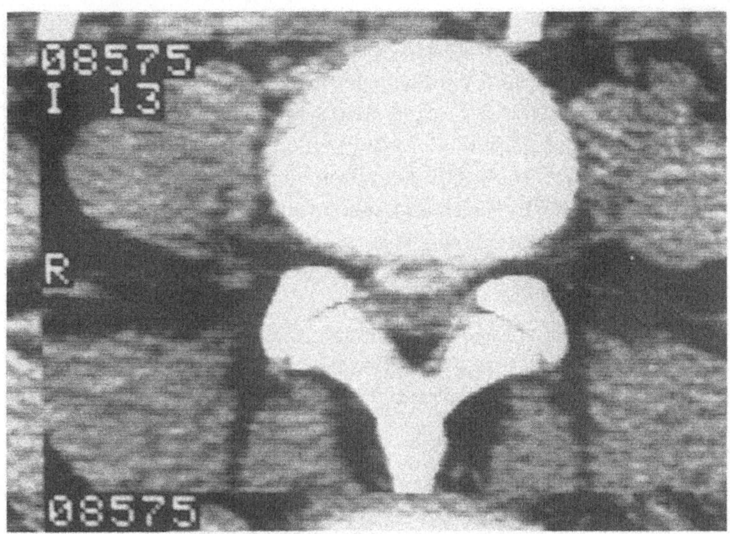

Abb. 2. Medianer Massenprolaps der LWS im CT

Durchführbarkeit dieser Untersuchung auch die Gefahr der Fehlinterpretation und Fehlindikation gegeben ist:
Nach unseren Erfahrungen häufen sich zunehmend die Fälle, in denen etwa wegen unklarer Gehbeschwerden oder Rückenschmerzen eine lumbale CT-Diagnostik durchgeführt wurde, wobei die Patienten jedoch eindeutig eine Para- oder gar Tetraspastik hatten!

Tabelle 2. Computertomographie der LWS

+ *direkte* Darstellung aller anatomischen Strukturen
+ weit lateraler Prolaps, enger Recessus lateralis, enger Spinalkanal u. a. (fast) nur durch CT nachweisbar
+ leicht wiederholbar, *nicht*-invasiv (ambulant)
+ OP-Folgen, Narbengewebe, Rezidivprolaps *gut* unterscheidbar.

− *kein* Liquor
− sag. Rekonstruktionen nur von mäßiger Qualität im Vergleich zu Myelographiebildern
(−) da nicht-invasiv, Gefahr der Fehlindikation

Falls dann in der CT der LWS gar noch ein symptomlos oder symptomarm gebliebener Bandscheibenvorfall gefunden wurde, so nimmt die Gefahr der Fehldiagnose zu, daß eine eindeutige neurologisch-klinische zentrale Störung übersehen wird.

In diesem Zusammenhang ist eindringlich darauf hinzuweisen, daß der Einsatz der Computertomographie der LWS nur nach fachkundiger neurologischer Untersuchung erfolgen sollte (SKOBLAR 1983; VOGEL 1984; WENKER et al. 1984).

Die lumbale Myelographie hat heute ihren Stellenwert *nach* der CT der LWS.

Vielfach muß allerdings die Myelographie vorgezogen werden, da an manchen Orten aus Kapazitätsgründen oder wegen der großen Entfernungen ein CT nicht erreichbar ist (SCHMIDT u. SEITZ 1984).

Lumbale Myelographie

Die heute wohl ausschließlich nur noch mit wasserlöslichen, gut verträglichen und resorbierbaren Kontrastmitteln durchgeführte lumbale Myelographie besitzt gegenüber der CT der LWS einige Vorteile, die es bei einer geplanten Bandscheibenoperation vielfach geraten erscheinen lassen, zusätzlich zur Computertomographie noch die Myelographie durchzuführen. Die wesentlichen Vor- und Nachteile sind in Tabelle 3 zusammengefaßt.

Von großem Wert bei der Myelographie erweist sich nicht selten, daß gleichzeitig der Liquor untersucht werden kann und daß die Darstellung des gesamten lumbalen Kanals, evtl. sogar – falls erfor-

Tabelle 3. Lumbale Myelographie

+ Übersicht über *gesamten* lumbalen Spinalkanal
+ falls nötig auch leichte Möglichkeit, BWS- und HWS-Bereich mitzuerfassen
+ gleichzeitig *Liquor*untersuchung möglich
– nur *indirekte* Erfassung des Prolaps
– weit lateraler Prolaps häufig *nicht* erfaßt
– Remyelographie kann verfälschte Ergebnisse bringen
– Unterscheidung von OP-Folgen und Prolapsrezidiv häufig sehr schwierig
– invasive Methode (Komplikationen)

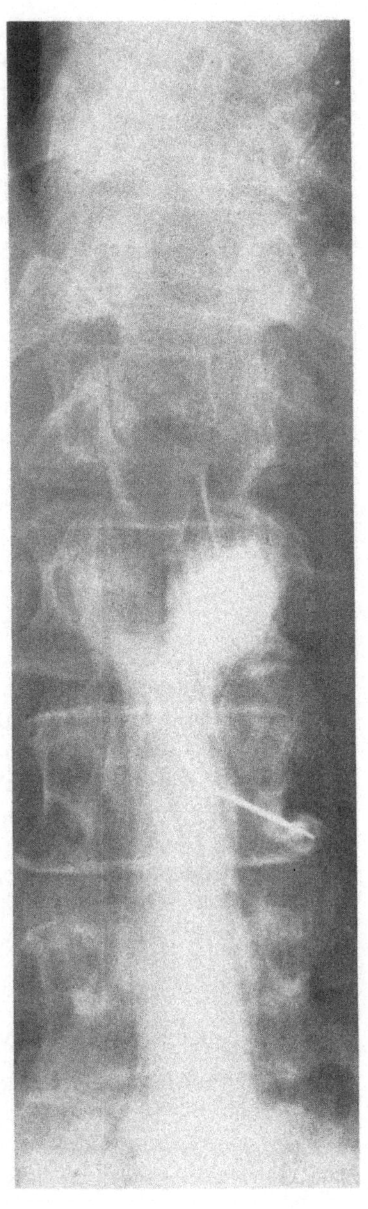

Abb. 3. Befund eines mandarinen-
großen Neurinoms bei LWK 1/2
im Myelogramm.
Die klinische Symptomatik wurde
jahrelang im Sinne eines Bandscheibenvorfalls der unteren LWS-
Etagen fehlgedeutet. Klärung erst
durch die Myelographie

derlich – des gesamten Spinalkanals in *einem* Untersuchungsgang möglich ist (GERHARD et al. 1984; SCHMIDT u. SEITZ 1984). Deshalb halte ich die Myelographie für unverzichtbar, falls nicht eine eindeutig monosegmentale radikuläre Symptomatik mit einem entsprechenden eindeutigen CT-Befund vorliegt, um vor einer evtl. vorgesehenen Operation nicht bei einem nachgewiesenen kleinen Bandscheibenprolaps z. B. ein Neurinom zu übersehen, das nur eine oder evtl. zwei Etagen höher liegt (s. Abb. 3).

Lumbale Diskographie

Der Einsatz dieser Untersuchungsmethode entfällt m. E., nachdem durch die gute Qualität der modernen CT-Geräte eine wohl mindestens ebenso gute Aussage über den Zustand der Bandscheibe und einen evtl. vorliegenden Prolaps oder Sequester möglich ist.

Kernspintomographie

Dieses vielversprechende Verfahren hat in sehr kurzer Zeit weitere Möglichkeiten der bildgebenden Diagnostik eröffnet. Den erheblichen Vorteilen mit einer maximalen anatomischen Aussage und der völligen Nicht-Invasivität stehen allerdings einige Nachteile gegenüber, etwa der Ausschluß von Schrittmacherpatienten zu dieser Untersuchung (da keine magnetisierbaren Gegenstände im Untersuchungsobjekt enthalten sein dürfen) sowie vor allem der erhebliche finanzielle Aufwand (GLÜCKERT et al. 1984).
Man wird hier die weitere Entwicklung mit einer strengen Kosten-Nutzen-Analyse abwarten müssen (s. Tabelle 4).

Tabelle 4. Kernspintomographie (NMR)

+ + maximale anatomische Aussage
+ + *völlig* nicht-invasiv
– – sehr aufwendig und teuer
– – Einschränkung durch magnetisierbare Fremdkörper

Tabelle 5. Stufendiagnostik

---

1. Anamnese
2. Klinische Untersuchung
3. falls 2. unklar: Elektrophysiologie
4. Rö. – LWS
5. CT
6. Myelographie, falls CT unklar

Reihenfolge des Vorgehens beim Einsatz apparativer Zusatzuntersuchungen

Es kann nicht oft genug betont werden, daß Anamnese und klinische Untersuchung auch bei der Frage der lumbalen Bandscheibenerkrankung immer zunächst erfolgen sollten und sicher in 90% der Fälle eine gute artdiagnostische und befriedigende Höhenlokalisation des pathologischen Prozesses ermöglichen. Falls hier dann noch Unklarheiten bestehen, so sind diese durch den Einsatz der elektrophysiologischen Methoden, für den Patienten am wenigsten belastend, fast immer auszuräumen. Erst dann, wenn so die *klinische* Diagnose gestellt ist, sollte der Einsatz der radiologischen Zusatzuntersuchungen erfolgen (s. Tabelle 5).
Wird von diesem Schema der Stufendiagnostik abgewichen, was leider allzuoft geschieht, so hat man unter Umständen die qualitativ schönsten Bilder und möglicherweise auch eindrucksvolle pathologische Befunde, die jedoch bei fehlender Korrelation mit dem klinischen Beschwerdebild und Befund nicht selten gründlich in die Irre führen können:
Nur die klinische Untersuchung läßt einen „positiven Lasègue" von Beschwerden infolge einer Coxarthrose unterscheiden.
Auch die im Rahmen lumbaler Schmerzsyndrome sich ergebenden differentialdiagnostischen Möglichkeiten zu Erkrankungen des Urogenitalsystems und die Unterscheidung einer mehrradikulären Symptomatik von einer evtl. Plexusschädigung durch einen Beckentumor setzt immer die gründliche klinische Untersuchung voraus.
Die klinisch-neurologische Untersuchung ist zwar nicht alles (die endgültige Artdiagnostik und Höhenlokalisation ist nur durch die

apparativen Verfahren möglich), aber ohne die gründliche Anamnese und Untersuchung ist der noch so aufwendige Einsatz apparativer Verfahren nichts (BRAUN et al. 1984).

Literatur

1. Braun JF, Lin JP, George AE, Kricheff JJ, Hoffmann JC (1984) Pitfalls in the computed tomographic evaluation of the lumbar spine in disc disease. Neurorad 26: 15–20
2. Ebeling U, Stoeter P, Reulen HJ (1984) Der laterale lumbale Bandscheibenvorfall. In: Hohmann D, Kügelgen B, Liebig K, Schirmer M (Hrsg) Neuroorthopädie 2, Lendenwirbelsäulenerkrankungen mit Beteiligung des Nervensystems. Springer, Berlin Heidelberg New York Tokyo, S 379–383
3. Emde H (1984) Computertomographie der Lendenwirbelsäule – Indikation, Aufwand und Aussagefähigkeit in Klinik und Praxis. In: Hohmann D, Kügelgen B, Liebig K, Schirmer M (Hrsg) Neuroorthopädie 2, Lendenwirbelsäulenerkrankungen mit Beteiligung des Nervensystems. Springer, Berlin Heidelberg New York Tokyo, S 115–125
4. Gerhard H, Jörg J, Hartjes H, Jansen H (1984) Vergleichende Untersuchung von somatosensorisch evozierten Potentialen, Ganzkörpercomputertomographie und Myelographie bei spinalen Raumforderungen. In: Hohmann D, Kügelgen B, Liebig K, Schirmer M (Hrsg) Neuroorthopädie 2, Lendenwirbelsäulenerkrankungen mit Beteiligung des Nervensystems. Springer, Berlin Heidelberg New York Tokyo, S 82–88
5. Glückert K, Hirschfelder H, Liebig K (1984) Vergleichende Untersuchungen des lumbalen Bandscheibenvorfalles mit Computertomographie (CT) und Kernspintomographie (NMR). In: Hohmann D, Kügelgen B, Liebig K, Schirmer M (Hrsg) Neuroorthopädie 2, Lendenwirbelsäulenerkrankungen mit Beteiligung des Nervensystems. Springer, Berlin Heidelberg New York Tokyo, S 143–152
6. Hohmann D, Kügelgen B, Liebig K, Schirmer M (Hrsg) (1984) Neuroorthopädie 2, Lendenwirbelsäulenerkrankungen mit Beteiligung des Nervensystems. Springer, Berlin Heidelberg New York Tokyo
7. Kutz B, Persen D, Walter E (1984) Hochauflösende Computertomographie der Lendenwirbelsäule. Röntgenpraxis 37: 1–7
8. Sachsenheimer W, Hamer J, Kober B (1984) Die Wertigkeit des spinalen Computertomogramms in der präoperativen Diagnostik des lumbalen Bandscheibenvorfalles. In: Hohmann D, Kügelgen B, Liebig K, Schirmer M (Hrsg) Neuroorthopädie 2, Lendenwirbelsäulenerkrankungen mit Beteiligung des Nervensystems. Springer, Berlin Heidelberg New York Tokyo, S 360–363
9. Schindler G, Klott K (1984) Computertomographie der Lendenwirbelsäule nach Bandscheibenoperationen. Röntgenpraxis 37: 69–74

10. Schmidt K, Seitz K (1984) Aussagekraft und Treffsicherheit des spinalen Computertomogramms im Vergleich zum Amipaque[R]- bzw. Solutrast[R]-Myelogramm in der Diagnostik des lumbalen Bandscheibenvorfalles. In: Hohmann D, Kügelgen B, Liebig K, Schirmer M (Hrsg) Neuroorthopädie 2, Lendenwirbelsäulenerkrankungen mit Beteiligung des Nervensystems. Springer, Berlin Heidelberg New York Tokyo, S 138–142
11. Skoblar R (1983) Spinale CT: eine diagnostische Wende. moderne medizin 11: 14–17
12. Vogel P (1984) Die Stenose des lumbalen Spinalkanals. Akt Neurol 11: 1–6
13. Wenker H, Reuter F, Grumme T (1984) Diagnostische Treffsicherheit der spinalen Computertomographie beim lumbalen Bandscheibenvorfall. In: Hohmann D, Kügelgen B, Liebig K, Schirmer M (Hrsg) Neuroorthopädie 2, Lendenwirbelsäulenerkrankungen mit Beteiligung des Nervensystems. Springer, Berlin Heidelberg New York Tokyo, S 356–359

Enger lumbaler Spinalkanal, Diagnostik und Therapie

D. Hohmann

Osteophytären Reaktionen an Wirbeln und Einengungen der Foramina intervertebralia wurde eine entscheidende kausale Bedeutung für die Entstehung radikulärer Schmerzen beigemessen, bis nach den Mitteilungen von Mixter u. Barr (1934) Bandscheibenvorfälle als die häufigste Ursache von Ischiasbeschwerden angesehen wurden.

Erste klinisch-chirurgische Berichte über Einengungen des knöchernen Wirbelkanals im Lumbosakralbereich verdanken wir H. Goldthwait. 1927 führte V. Putti zahlreiche Ischialgiefälle vor allem auf Anomalien der Wirbelgelenke zurück, die bei der Entwicklung von Arthrosen zu Wurzelkompressionen Anlaß geben können.

Ghormley nannte 1933 Ischiasschmerzen, die wahrscheinlich auf Wurzelkompressionen durch Wirbelgelenkfacetten zurückzuführen waren, „facet syndroms". Während man glaubte, daß mit der Entdeckung des Bandscheibenprolapses scheinbar jeder Ischiasfall erklärt werden könnte, wurden schließlich im Röntgenbild erkennbare produktive Reaktionen degenerativer Wirbelsäulenschäden, wie z. B. spondylotische Randwülste, als röntgenmorphologische „Denkmäler" eines abgelaufenen Degenerationsvorganges ohne aktuellen Krankheitswert betrachtet.

Trotzdem mehrten sich Fälle, in denen offensichtliche Wurzelkompressionssyndrome nicht durch einen Bandscheibenvorfall erklärt werden konnten bzw. bei denen trotz einer Defektbildung in der Kontrastmittelsäule des Myelogramms bei der Operation kein Bandscheibenprolaps gefunden werden konnte. Henk Verbiest machte 1949 erstmals auf die kausale Bedeutung einer Enge des knöchernen Wirbelkanales für das Zustandekommen von ischialgieformen Beschwerden und 1950 besonders auf die *neurogene Claudicatio intermittens* aufmerksam. Er knüpfte dabei an die Beschreibung eines orthotisch-lordotischen Kaudasyndroms durch van GELDEREN 1948 an. Obwohl diese Beobachtungen seit 1952 mehrfach in der anglo-amerikanischen Literatur publiziert wurden, vergingen Jahre, bis ihnen die gebührende Aufmerksamkeit geschenkt wurde, und erst in den letzten Jahrzehnten wird auch hierzulande die Bedeutung des engen lumbalen Spinalkanals zunehmend erkannt. Ohne Zweifel spielt die oft flüchtige, haltungsabhängige Symptomatik der *Claudicatio intermittens spinalis* – häufig genug ohne faßbares neurologisches Defizit – für die späte Anerkennung dieses Krankheitsbildes durch den Neurologen ebenso eine Rolle, wie die langjährige Fixierung von Orthopäden und Neurochirurgen auf den Nukleusprolaps.

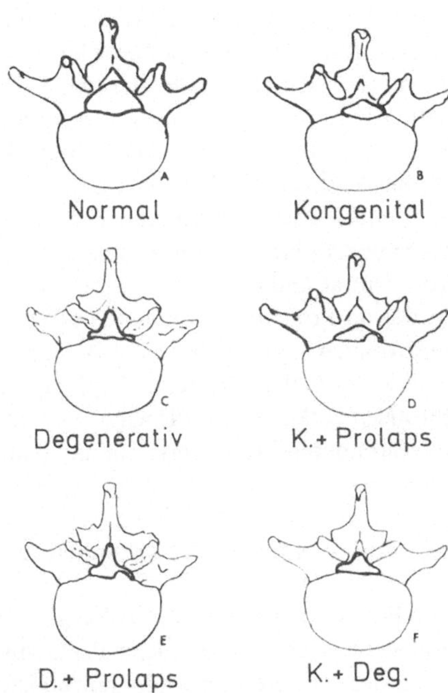

Abb. 1. Verschiedene Formen der Stenose des lumbalen Wirbelkanals (nach: ARNOLDI 1976)

Die leichtere Erkenn- und Meßbarkeit des engen Spinalkanales im CT-Bild stellt heute eine entscheidende Verbesserung dar, die eine zutreffende morphologisch untermauerte Diagnose fast immer erlaubt. Trotzdem sollte nicht vergessen werden, daß bei sorgfältiger Analyse des Standardröntgenbildes Lendenwirbelsäule ap und seitlich eine Vielzahl von Hinweiszeichen auf eine knöcherne Einengung des Wirbelkanales bereits erkennbar sind.

ARNOLDI et al. haben 1976 eine brauchbare Klassifikation der Ursachen eines engen Spinalkanales aufgestellt (s. Abb. 1). Spondylotische Randwülste und Wirbelgelenksarthrosen können den normalen Wirbelkanal beträchtlich einengen. Auch kleine Bandscheibenprotrusionen werden dann klinisch bedeutsam. Kongenitale bzw. wachstumsbedingte Stenosen (developmental stenosis) sind nur selten ohne zusätzliche degenerative Veränderungen von Wirbelgelenk und Bandscheibe Ursache von Stenosesymptomen. Hierbei spielen Verdickung und Verkürzungen der Pedikel, Verbreiterung der Laminae, verringerte Interpedunkular-Abstände sowie Stellung und Form der Wirbelgelenke eine entscheidende Rolle. Eine schematische Abbildung von WACKENHEIM u. BABIN verdeutlicht sehr gut die Charakteristika des seitlichen Röntgenbildes der normalen Lendenwirbelsäule, die Zeichen der Wachstumsstenose mit kurzen Pedikeln und engen Zwischenwirbellöchern, die breiten Schatten der Facettenhypertrophie und die Einengung der Foramina intervertebralia von ventral und dorsal bei degenerativen Stenosen (s. Abb. 2). Auch in der ap-Projektion könnten vom Standardröntgenbild Pedikelhypertrophien, Interpedunkular-Abstände, Sagittalstellung und Abstände der Gelenkfacetten, Verplumpung und Sklerosierung der arthrotisch veränderten Wirbelgelenke und die hierdurch eingeengten interlaminären Fenster erkannt und beurteilt werden (s. Abb. 3).

Klinik des engen lumbalen Spinalkanales

Die Enge des lumbalen Spinalkanales ist, da degenerative Formveränderungen eine wesentliche Rolle spielen, eine typische Erkrankung des mittleren und höheren Lebensalters (Tabelle 1). Die Verdachtsdiagnose „enger lumbaler Spinalkanal" kann bei einigermaßen kooperativen, durchschnittlich intelligenten Patienten häufig

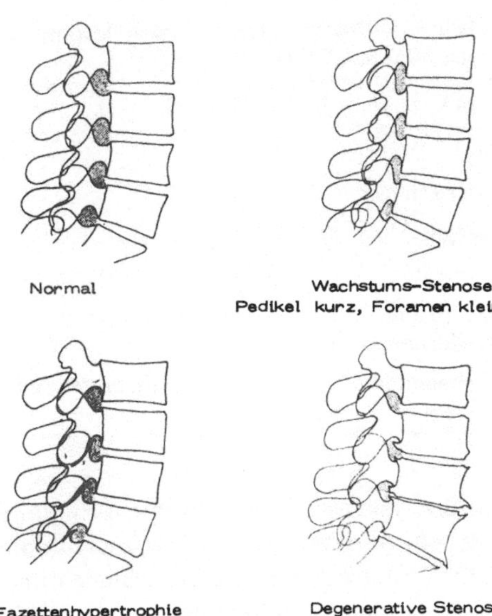

Abb. 2. Charakteristika des seitlichen Röntgenbildes bei Verdacht auf spinale Stenose im Lendenbereich (aus: WACKENHEIM u. BABIN 1980)

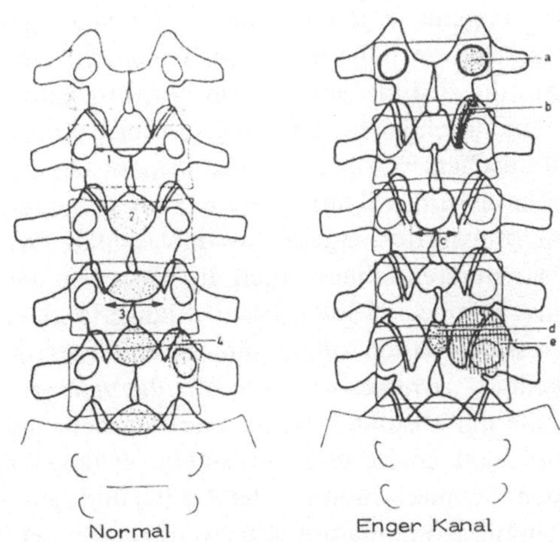

Abb. 3. Schematische Darstellung typischer Befunde im ap-Röntgenbild der LWS bei spinaler Stenose (aus: WACKENHEIM u. BABIN 1980)

Tabelle 1. Differentialdiagnose der Stenose des lumbalen Spinalkanals (nach: MACNAB 1977)

Klinik	Prolaps	Stenose
Alter	< 40	> 50
Kreuzschmerz	kurz	lang
Lasègue	+	−
Segmente	1	mehrere
Signifikante Rö-Zeichen	keine	mehrere
Myelogramm	meist einseitig ventral	(normal) oder beidseits dorsal

aus der Anamnese gestellt werden. Haltungs- und belastungsabhängige uni- oder bilaterale radikuläre krampfartige Schmerzen, Parästhesien oder Paresen, die vornehmlich im Stehen beginnen und in Ruhe, besonders bei kyphosierendem Haltungswechsel, rasch abklingen, sollten an eine lumbale Spinalstenose denken lassen.

Das klassische Leitsymptom ist die *Claudicatio intermittens spinalis*. Sie tritt vor allem im Stehen, beim langsamen Gehen, bergab mehr als bergauf, in Erscheinung, mit schmerzhafter Verkrampfung bei fast 80% der Fälle in beiden Beinen, die zum Stehenbleiben zwingt und die sich im Sitzen, beim Vorwärtsbeugen und Bücken meist in Minutenschnelle wieder löst, um ebenso rasch nach Aufgabe der kyphotischen Haltung wiederzukehren. Die früher häufig bei Klagen über derartige Symptome vorgenommene angiologische Diagnostik bleibt natürlich ergebnislos, da vaskuläre Störungen an den unteren Extremitäten fehlen. Auch die klassische neurologische Diagnostik läßt anfangs im Stich. Erst bei länger andauernder, stärkerer Kompression werden anhaltende sensible oder motorische Defizite feststellbar. *Neurogene Claudicatio intermittens spinalis* wird in 80% der Fälle mit absoluter Stenose und in mehr als der Hälfte derjenigen mit relativen Stenosen gefunden. VERBIEST hat von den 3 Symptomen: Schmerz, motorischer Ausfall und sensible Störung am häufigsten die Kombination von zwei Symptomen (Schmerz und Motorik sowie Motorik und Sensibilität), weniger häufig nur ein Symptom und selten alle 3 Symptome gleichzeitig bei der Claudicatio inter-

72

mittens spinalis gefunden. Schmerzsymptome können als vertebragene Lumbago oder seltener als radikulärer Ischiasschmerz auftreten. Ein Laséguesches Phänomen ist überwiegend bei leichten Formen der lumbalen Stenose, den sogenannten relativen Stenosen (30% nach VERBIEST), zu finden. Insgesamt werden mit steigender Krankheitsdauer zunehmend Zeichen einer anhaltenden Wurzelbeteiligung mit ein- oder doppelseitigem radikulären Ausfall feststellbar.

Radiologische Diagnostik

Die schon beschriebenen Auffälligkeiten im ap und seitlichen Summationsbild der Lendenwirbelsäule wie enger Pedikelabstand, Pedikelhypertrophie, enger Abstand der kaudalen Gelenkfortsatzspitzen, sagittale Einstellung der Gelenkflächen, kleinere interlaminäre Fenster, Hypertrophie der Wirbelgelenke, Verkürzung der Pedikel u.a.

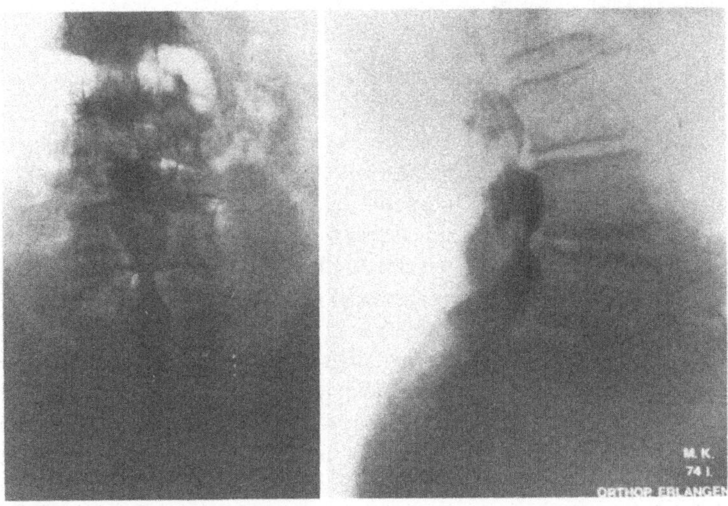

Abb.4. Typisches Myelogramm bei lumbaler Stenose. Die sanduhrförmigen Einschnürungen der Kontrastmittelsäule täuschen multiple Bandscheibenprotrusionen vor

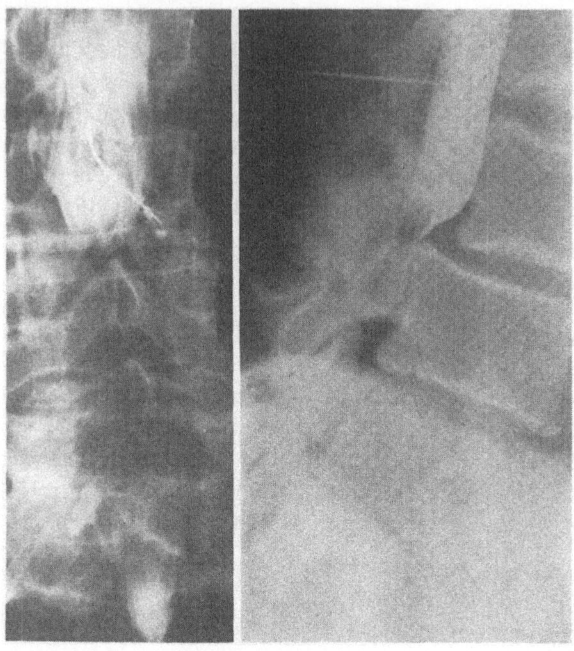

Abb. 5. Beispiel eines Kontrastmittelstops bei spinaler Stenose, bedingt durch degenerative Spondylolisthesis

erlauben zusammen mit der Beschwerdeanamnese und dem klinischen Befund die Verdachtsdiagnose „enger lumbaler Spinalkanal". Eine Absicherung der Diagnostik bedeutet zweifellos das Myelogramm, das einen in früheren Jahren verwirrenden Befund multipler sanduhrartiger Einengungen der Kontrastmittelsäule erkennen läßt (s. Abb. 4 und 5). Auf diese Schwierigkeit, bei „multiplen Bandscheibenprotrusionen" und bilateralen Ischiasschmerzen oder Paresen eine segmentale Zuordnung zu finden, wird in der Literatur bis in die letzten Jahre verschiedentlich hingewiesen.

Heute ist es verständlich, daß dieser Befund der zum Teil multiplen Einschnürung der Kontrastmittelsäule das typische Bild der uni- bzw. multisegmentalen Spinalstenose darstellt. Das Myelogramm erlaubt die Diagnose einer Stenose, genügt aber nicht zur Planung der operativen Dekompression, da die Form des Spinalkanals, besonders die Weite der lateralen Rezessus, nicht beurteilbar ist. Dagegen

74

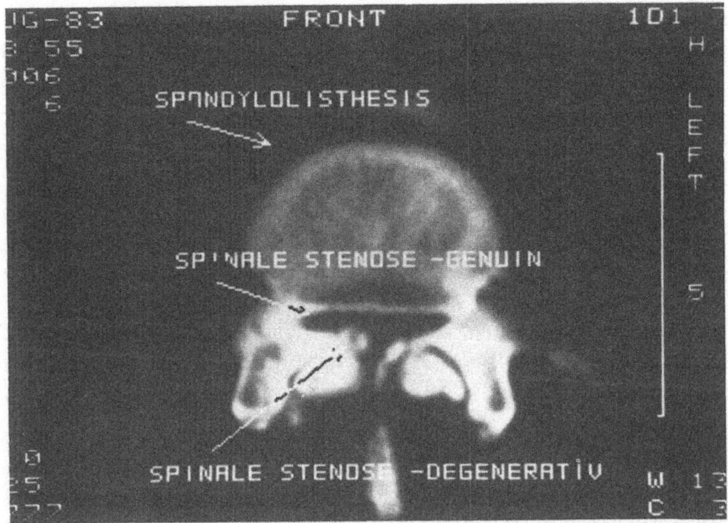

Abb. 6. Darstellung einer Wachstumsstenose des lumbalen Wirbelkanals mit zusätzlicher Einengung der lateralen Rezessus durch Wirbelgelenksarthrose. Typische Kleeblattform des Wirbelkanals

ist das Myelogramm unbedingt erforderlich, um die Ausdehnung des stenotischen Bezirks der Lendenwirbelsäule beurteilen zu können, vor allem deshalb, weil neben den häufigen Stenosen benachbarter Segmente auch diskontinuierliche Stenosen mit zwischengeschalteten regelrechten Wirbelkanalabschnitten bedacht werden müssen (VERBIEST).

Die formale und metrische Beurteilung des Spinalkanals im Horizontalschnitt ist heute in nahezu idealer Weise mit dem Computertomogramm möglich. Die Darstellung hypertrophischer Gelenkfortsätze mit ihrer Bedeutung für die Einengung des lateralen Rezessus ist für die operative Therapie von entscheidender Bedeutung (s. Abb. 6).

Der medio-sagittale Durchmesser des Spinalkanals läßt sich im CT-Bild mit hoher Genauigkeit bestimmen, und dabei wird das Korrelat von Sagittaldurchmesser und Symptomatik deutlich. Nach EISENSTEIN werden lumbale Spinalkanäle mit einem Sagittaldurchmesser unter 15 mm als „eng" bezeichnet. VERBIEST nennt Durchmesser von

10 mm und weniger absolute Stenosen, die immer mit klinischer Symptomatik verbunden seien. Einengungen auf 12 mm bezeichnet er als relative Stenose, bei der geringste zusätzliche Deformitäten Symptome erzeugen können. Voraussetzung für eine exakte metrische Diagnostik ist die korrekte Patientenlagerung bzw. die Einstellung der Schnittebene senkrecht zur ventralen Begrenzung des Spinalkanales. Für die Beurteilung der Enge des knöchernen Kanales muß das „Knochenfenster" eingestellt, für zusätzliche weichteilbedingte Raumforderungen wie Bandscheibenprotrusionen oder hypertrophische Ligamenta flava das „Weichteilfenster".

Bei der Beurteilung des Recessus lateralis genügt nach BENINI die Darstellung im CT-Bild nicht immer, um die Wurzelkompression eindeutig nachzuweisen. Hier ist das zusätzliche Myelogramm unverzichtbar.

Für die Auslösung der Symptomatik der häufig degenerativ bedingten Stenosen spielt auch die Segmentinstabilität eine wichtige Rolle. Ist sie nicht schon aus einem, im Seitbild erkennbaren, Wirbelgleiten zu vermuten, so können Funktionsaufnahmen in Flexion und Extension, auch in Verbindung mit einem Myelogramm, weitere Aufschlüsse geben.

Therapie

Das therapeutische Vorgehen muß sich an einer differenzierten Diagnostik der unterschiedlichen Kompressionsmöglichkeiten orientieren und neben der radikulären Symptomatik natürlich auch vertebragene Schmerzen berücksichtigen. Relative Stenosen mit ausgeprägten Fehlhaltungen, bedingt durch Fettleibigkeit, Rumpfmuskelinsuffizienz, Beckenkippung und Hyperlordose, können versuchsweise, zumindest temporär, mit sogenannten „entlordosierenden Miedern" versorgt und befriedigend gebessert werden. Auch schmerzhafte Segmentinstabilitäten z. B. bei Wirbelgelenksarthrosen können dadurch stabilisiert und günstig beeinflußt werden.

Gröbere Instabilitäten und ausgeprägte degenerative Stenosen mit Wirbelgleiten werden in aller Regel nur durch eine Dekompression und simultane posterolaterale Spondylodese beschwerdefrei. Da eine vollständige Laminektomie durch Narbenbildung zur erneuten

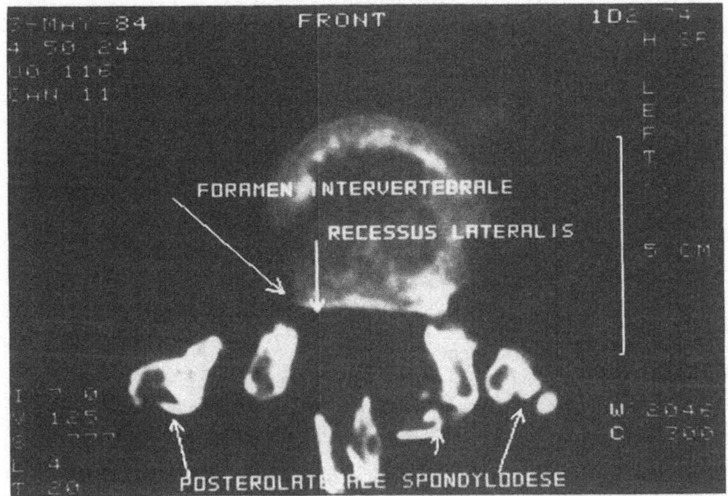

Abb. 7. Gleiche Patientin wie Abb. 6. Zustand nach operativer Dekompression (Laminektomie, Teilresektion der Gelenkfacetten, posterolaterale Spondylodese)

Enge führen kann (Postlaminektomiemembran), empfiehlt sich eine kaudale Hemilaminektomie, die häufig genügend Freiraum schafft. Die Wurzelkompression durch die kaudalen Gelenkfacetten im Recessus lateralis kann nur durch eine – meist teilweise – Resektion der Gelenkfacetten beseitigt werden. Der drohenden vermehrten Segmentinstabilität muß man dann mit einer Spondylodese begegnen (s. Abb. 7).

Absolute Stenosen können nur durch eine Entlastungslaminektomie beseitigt werden. Dabei ist zu bedenken, daß je ausgedehnter die Laminektomie über mehrere Segmente durchgeführt werden muß, desto größer auch die Gefahr einer erneuten Einengung durch eine Postlaminektomiemembran ist.

Das Ergebnis der operativen Behandlung des engen lumbalen Spinalkanals hängt weitgehend von einer sorgfältigen präoperativen topischen Diagnostik ab, die das Übersehen weiterer stenotischer Bezirke vermeiden hilft.

In aller Regel ist das primäre Ergebnis der Dekompressionsoperation eindrucksvoll. Allerdings wird das Langzeitergebnis bei etwa ⅓ der Patienten durch eine allmähliche erneute Narbeneinengung innerhalb der nächsten 2 Jahre wieder etwas getrübt.

Sorgfältige Diagnostik, differenzierte Indikation und schonende Operationstechnik lassen aber bei der überwiegenden Zahl der Patienten eine entscheidende Besserung erwarten.

Literatur

1. Arnoldi CC, Brodsky AE, Cauchoix J et al (1976) Lumbar spinal stenosis and nerve root entrapment syndrome. Clin Orthop 115: 4–5
2. Benini A (1976) Ischias ohne Bandscheibenvorfall. Huber, Bern
3. Benini A (1984) Der enge Rezessus lateralis. In: Hohmann D, Kügelgen B, Liebig K, Schirmer M (Hrsg) Neuroorthopädie 2. Springer, Berlin Heidelberg New York Tokyo
4. Eisenstein S (1976) Measurements of the lumbar spinal canal in 2 radial groups. Clin Orthop 115: 42–46
5. Gelderen C van (1948) Ein orthotisches (lordotisches) Caudasyndrom. Acta psychiat neurol 23: 57–63
6. Ghormley RK (1933) Low back pain with special reference to the articular facets, with presentation of an operative procedure. J Amer Med Ass 101: 1773–1776
7. Goldthwait JE (1911) The lumbosacral articulation. An explanation of many causes of „lumbago", „sciatica" and paraplegia. (zitiert nach Bernini 1976)
8. Macnab J (1977) Backache. Williams & Wilkins, Baltimore
9. Mixter WJ, Barr JS (1934) Rupture of the intervertebral disc with involvement of the spinal canal. N England J Med 211: 210
10. Putti V (1927) New conceptions in the pathogenesis of sciatic pain. Lancet 2: 53
11. Verbiest H (1949) Sur certaines formes rares de compression de la queue de cheval. Hommage à Clovis Vincent. Maloine, Paris
12. Verbiest H (1955) A radicular syndrome from developmental narrowing of the lumbar vertebral canal. J Bone Jt Surg (Br) 37: 576–583
13. Verbiest H (1976) Neurogenic intermittent claudication. American Elsevier, New York
14. Verbiest H (1984) Stenose des knöchernen lumbalen Wirbelkanals. In: Hohmann D, Kügelgen B, Liebig K, Schirmer M (Hrsg) Neuroorthopädie 2. Springer, Berlin Heidelberg New York Tokyo
15. Wackenheim A, Babin E (1980) The narrow lumbar canal. Springer, Berlin Heidelberg New York Tokyo

Psychologisch-psychiatrische Aspekte der lumbalen Bandscheibenerkrankung

B. KÜGELGEN

Einleitung

Viele Publikationen befassen sich mit diesem Thema, die bemerkenswerterweise vornehmlich psychosomatischen Quellen entstammen, während neurologische Lehrbücher dieses Problem allenfalls streifen. Wir haben es mit Auffälligkeiten von Seiten zwei völlig verschiedener Organe zu tun. Wie bei anderen Organerkrankungen auch, erregt die Frage, inwieweit bei Bandscheibenerkrankungen eine wechselseitige Bedingtheit mit psychischen Veränderungen bestehen könnte, großes Interesse und ist offensichtlich von Faszination. Die Psychopathologie verfügt nicht über den Objektivitätsanspruch von Labor- oder Röntgenuntersuchungen. Damit ist das Feld für Spekulationen bereitet.

Viele Autoren halten bereits den Sprachgebrauch für einen Beleg dafür, daß es sich bei der Lendenwirbelsäule um eine Körperregion mit einer *besonderen Erlebnisweise* handelt. „Kreuz" werde hier in Anlehnung an biblische Inhalte auch für „Leid, Qual, Mühsal" verwendet.

Bei einer näheren Überprüfung ergibt sich, daß ein derartiger Schluß zumindest nicht erwiesen ist. Vielmehr wird mit „Kreuz" nur die Form der Körperregion beschrieben, ähnlich wie bei den „Kreuzbändern" des Kniegelenkes (Etymologie-Duden 1963). Auch die Bezeichnung „os sacrum", „heiliger Knochen", als Beleg für eine besondere Bedeutung dieser Körperregion anzuführen, gelingt nicht. Frühere Autoren nahmen einen Übersetzungsfehler des griechischen Adjektives „hieros" an. „Hieron osteon" heiße korrekt übersetzt „großer Knochen" und müsse somit eigentlich mit „os magnum" übersetzt werden, da „hieron" nicht nur die Bedeutung „heilig", sondern auch „groß" habe. Wahrscheinlicher aber ist, daß die Bezeichnung „hieron osteon" tatsächlich „heiliger Knochen" bedeutet. Sie ist schon sehr alt und beruht wohl auf der Tatsache, daß dieser Knochen wirklich ursprünglich als heilig galt. Aufgrund seiner Größe sah man in ihm den Sitz besonderer Eigenschaften und Kräfte. Daher wurde von Opfertieren gewissermaßen als pars pro toto häufig nur das Kreuzbein dargeboten. Damit ist auch die Übersetzung „os sacrum" korrekt. Die lateinische oder griechische Bezeichnung des Kreuzbeins beruht aber damit eben *nicht auf einer besonderen menschlichen Erlebnisweise von Erkrankungen dieses Körperbereiches* (SKINNER 1970; KUDLIEN 1976).

Dies ist ein Beispiel für eine weit verbreitete und offensichtlich kaum umstrittene, aber wohl irrige Spekulation. Sie soll eine besondere Erlebnisweise von Störungen dieser Körperregion belegen, zugleich aber auch dem Kreuz quasi die Funktion einer Projektionsregion von Konflikten zusprechen.

Derartige Spekulationen sind denkbar ungeeignet, die sorgfältige klinische Untersuchung mit exaktem neuroorthopädischen und psychischen Befund zu ersetzen; gerade hierin besteht vielmehr die wichtigste Voraussetzung, um sich überhaupt zur Frage des Zusammenhangs bei gleichzeitigen Auffälligkeiten von Lendenwirbelsäule und Psyche zu äußern.

Rein formal gibt es 4 Kombinationsmöglichkeiten, wie es dazu kommen kann, daß psychische Auffälligkeiten und Wirbelsäulen-Beschwerden gleichzeitig bei Kranken beobachtet werden können (Tabelle 1).

Tabelle 1. 4 Konstellationen, wie es gleichzeitig zu vertebro-spinaler und psychischer Symptomatik kommen kann

I.	gemeinsam Gehirn, Rückenmark und Wirbelsäule befallende Grundkrankheit
II.	psychische Veränderungen infolge Wirbelsäulenerkrankung
III.	Wirbelsäulenveränderungen infolge psychischer Störungen
IV.	zufällig gleichzeitig bestehende spino-vertebrale und psychische Auffälligkeiten

I. Gemeinsam Gehirn und Lendenwirbelsäule befallende Grundkrankheiten

Diese Kombination ist am seltensten. Beispielhaft seien *Neoplasmen* erwähnt, die in Wirbelsäule und Zerebrum metastasieren können. Die Häufigkeitsangaben schwanken in der Literatur je nach dem Krankengut, ob es sich um einen neurologischen oder neurochirurgischen Untersucher handelt. Die häufigsten zerebralen Metastasen stammen mit weitem Abstand vom Bronchialkarzinom, gefolgt vom Mammakarzinom und dem Hypernephrom. Alle drei Tumoren führen auch zu Wirbelmetasen.

Was führt zu dieser Diagnose?

Die psychischen Symptome sprechen für eine *organisch bedingte Beeinträchtigung*. Sie gehen über einfühlbare, nachempfindbare Veränderungen hinaus und sind eben nicht mehr als reaktiv zu verstehen. Diese „*Funktionspsychosen*" (WIECK) gliedern sich in drei Schweregrade (Tabelle 2).

Tabelle 2. Schweregrade der Funktionspsychosen (nach WIECK 1977)

Durchgangssyndrom
Bewußtseinstrübung
Bewußtlosigkeit

Besonders wichtig zu diagnostizieren ist das leichte Durchgangssyndrom, die mildeste Form der organisch bedingten Bewußtseinsbeeinträchtigung, wegen der Möglichkeit der Frühdiagnose und der damit verbundenen therapeutischen Konsequenzen (Tabelle 3).

Tabelle 3. Symptome des leichten Durchgangssyndroms (nach WIECK 1977)

Verstimmung
Gefühlsverarmung
inadäquater Affekt
vermehrte Reizbarkeit
Antriebsverlust
reduzierte Merkfähigkeit
verringerte Konzentration
Kritikschwäche
Verlangsamung
Umständlichkeit

Die psychiatrischen Symptome der organisch bedingten Beeinträchtigung sind unspezifisch, d. h. sie lassen keinen unmittelbaren ätiologischen Rückschluß zu. BONHOEFFER beschrieb dies bereits 1917 als „Unspezifität des exogenen Reaktionstypus". Daher ist eine weitere Abklärung solcher psychopathologischer Symptome immer zwingend erforderlich.

Die zerebrale Computertomographie ist bei der ätiologischen Abklärung des leichten Durchgangssyndroms die wichtigste apparative Zusatzuntersuchung; sie wird hier Hinweise auf Metastasen erbringen.

Bei Wirbelsäulenmetastasen ist das Leitsymptom der Schmerz, er führt die Patienten frühzeitig zum Arzt. Labor- und Röntgenuntersuchungen erbringen bald typische Veränderungen, die auf Metastasen weisen.

Also: Die psychiatrische Symptomatik weist auf ein Durchgangssyndrom hin, das CT enthüllt die Ursache, nämlich die Metastase. Schmerzen, Labor- und Röntgenbefunde belegen die Wirbelsäulenmetastase.

Bei älteren Patienten ist ein häufiges Krankheitsbild die *arterielle Verschlußkrankheit*. Diese kann auch die zum Gehirn führenden Arterien befallen und zu psychischen Auffälligkeiten im Sinne eines Durchgangssyndroms führen. Bis vor etwa 10 Jahren wurden bei diesen älteren Patienten auch eine sich langsam entwickelnde Rückenmarkserkrankung mit Para- oder Tetraspastik als gefäßbedingt angesehen, die sogenannte *vaskuläre Myelopathie* (NEUMAYER 1967). Mittlerweile setzt sich aber immer mehr die Auffassung durch, daß es sich hierbei nicht um ein Krankheitsbild im Rahmen einer arteriellen Verschlußkrankheit handelt. Vielmehr sind mechanische Faktoren in der Pathogenese der sogenannten chronischen zervikalen Myelopathie bedeutsamer. Nach den bisher vorliegenden Untersuchungen kommt der abnormen Beweglichkeit der Halswirbelsäule bei gleichzeitig erheblichen degenerativen Veränderungen eine große Bedeutung zu, ein konstitutionell enger Spinalkanal wirkt begünstigend, führt aber alleine sicher nicht zu einer klinischen Symptomatik (KÜGELGEN 1983). Zerebraler Gefäßprozeß mit psychischen Auffälligkeiten und spondylarthrotisch bedingte chronische zervikale Myelopathie gehören also gar nicht in die Gruppe I, sondern in die Gruppe IV (s. Tabelle 1), es handelt sich um das *zufällige Zusam-*

mentreffen zweier Erkrankungen, gemeinsamer Nenner ist lediglich
das Lebensalter. Dementsprechend die Therapie: Bei jeder Erkrankung sind Indikation und Prognose der Behandlungsmethoden unabhängig voneinander zu stellen.

II. Psychische Auffälligkeiten bei lumbalen
Bandscheibenerkrankungen

Diese Kranken sind alltäglich in jeder Sprechstunde zu beobachten.
Die Zusammenhänge scheinen auf den ersten Blick banal. Da gerade die Schmerzen die Patienten mit Bandscheibenerkrankung zum
Arzt führen, ist eine erhebliche Beeinträchtigung der Befindlichkeit
dieser Patienten keine abnorme, sondern eine einfühlbare und ver-
ständliche Reaktion der Kranken. Eine verdrießliche Stimmung,
Ungeduld, bisweilen auch eine gewisse Gereiztheit sind typische
psychische Symptome dieser Patienten, die durch Schlafstörungen
noch verstärkt werden. Daß bei Patienten mit langdauernden
Schmerzen vermehrt depressive Verstimmungen gefunden werden
(LADURNER et al. 1982), ist eine Selbstverständlichkeit.
Was spricht für diese Diagnose?
Die psychischen Störungen weisen nicht auf eine organisch bedingte
Beeinträchtigung des seelisch-geistigen Leistungsvermögens im Sin-
ne eines Durchgangssyndromes hin. Auch sprechen Anamnese und
Befund nicht für eine Psychose, insbesondere nicht für eine endoge-
ne Depression (s.u.). Vielmehr sind es typisch nicht-psychotische
Beeinträchtigungen der Befindlichkeit, die jeder aus eigener Erfahrung kennt und die auch bei anderen Erkrankungen mit deutlicher
Beeinträchtigung des Wohlbefindens auftreten. Die Anamnese
bringt eine enge zeitliche Koppelung der psychischen Auffälligkeiten mit Beginn und auch Ausmaß der Bandscheibenerkrankung. Die
Befragung der Patienten, besonders aber die Fremdanamnese, belegt, daß psychische Störungen *vor der Bandscheibenerkrankung eben
nicht* zu beobachten waren. Es liegt ein entscheidender Fehlschluß
vor, wenn aus dem psychischen Befund *nach Beginn der Bandscheibenerkrankung* auf die *prämorbide Persönlichkeitsstruktur* geschlossen wird. Anhand zahlreicher Untersuchungen wird immer aufs
neue versucht zu belegen, daß die Bandscheibenerkrankung be-

vorzugt Patienten mit bestimmten Persönlichkeitsmerkmalen treffe („Bandscheibentyp"). Dies vermag nicht zu überzeugen. Die genannten psychischen Auffälligkeiten sind *Folge* der Bandscheibenerkrankung und klingen mit deren Heilung wieder ab. Art der psychischen Auffälligkeiten und ihre enge zeitliche Koppelung sowie der neuroorthopädische Befund sind entscheidend für die Diagnose.

Die Kranken leiden offensichtlich besonders unter den *Schmerzen und den schmerzhaften Bewegungseinschränkungen*. Dementsprechend suchen Patienten selbst mit erheblichen, funktionell bedeutungsvollen Lähmungen den Arzt nicht notfallmäßig auf, wenn sie keine oder allenfalls geringe Schmerzen verspüren. Hierzu passen auch die vielen Berichte über die auffallend geringen psychischen Auffälligkeiten bei M. Bechterew selbst in fortgeschrittenen Stadien mit erheblichen Behinderungen.

Nicht nur *der psychische Befund* ist in Entwicklung und Symptomatik typisch, zusätzlich hat der *neuroorthopädische Befund* die lumbale Bandscheibenerkrankung zu belegen. Die somatische Ursache läßt sich bei der genauen klinischen Untersuchung nachweisen.

Hierbei sind allerdings einige Klippen zu beachten: Das *vertebrale Syndrom* mit Fixierung der Wirbelsäule in Entlastungsfehlstellung und Verspannung der paravertebralen Muskulatur ist leicht zu diagnostizieren. Das *radikuläre Syndrom* mit dem typischen, genau entlang dem befallenen Segment ausstrahlenden Schmerz ist streng vom *pseudoradikulären Syndrom* zu unterscheiden. Dies ist die wichtigste Differentialdiagnose und auch zugleich die häufigste Fehldiagnose. Pseudoradikuläre Syndrome beruhen nie auf einer bandscheibenbedingten Reizung einer Nervenwurzel, sondern auf Veränderungen am Bewegungsapparat mit konsekutiver Überlastung bestimmter Muskeln, Sehnen, Bänder, Gelenke. Die Schmerzausstrahlung folgt nie den anatomischen Wurzelsegmenten, sondern springt entlang bestimmter Muskelstraßen.

Weiterhin ist zu bedenken, daß die lumbale Bandscheibenerkrankung eine *klinische Verdachtsdiagnose* darstellt. Sie darf mit hoher Wahrscheinlichkeit angenommen werden, wenn die folgenden fünf zu fordernden Kriterien erfüllt sind (Tabelle 4).

Wenn auch nur eines dieser Kriterien nicht erfüllt ist, ist die Differentialdiagnose sorgfältig zu überdenken; fehlen zwei dieser Krite-

Tabelle 4. 5 Kriterien für die klinische Verdachtsdiagnose „lumbale Bandscheibenerkrankung"

typisches Alter
typische Beschwerden
typischer Befund
typischer Verlauf
häufige Höhe

rien, wird die Diagnose zunehmend unwahrscheinlicher. Die apparative Diagnostik, insbesonders das spinale CT und gegebenenfalls die Myelographie, sind dann indiziert. Bestehen aber keine differentialdiagnostischen Zweifel an der Verdachtsdiagnose „lumbale Bandscheibenerkrankung", sind diese Untersuchungen nur präoperativ erforderlich. Es ist nicht sinnvoll, die klinische Verdachtsdiagnose „lumbale Bandscheibenerkrankung" gleich zu Beginn computertomographisch bestätigen zu lassen. Dies ist nicht nur zu teuer, sondern auch nicht notwendig. Der klinische Befund ist führend. Umgekehrt ist bei ungewissem klinischen Befund erst recht nicht die spinale Computertomographie in der Lage, die Diagnose „lumbale Bandscheibenerkrankung" zu beweisen. Die spinale Computertomographie ist eine hervorragende Bereicherung der apparativen Diagnostik mit sehr gutem Informationswert, sie ist in der Lage, auch kleine Veränderungen zu erfassen. Gerade deswegen erbringt sie in schätzungsweise 40–50% Befunde, die klinisch nicht relevant sind! Kleine Protrusionen und alte Bandscheibenvorfälle, die keinen Wurzelkontakt mehr haben, lassen sich durch diese sehr feine Untersuchungsmethode noch erfassen, obwohl sie den Patienten überhaupt keine Beschwerden mehr machen. Es ist also streng zwischen den *morphologisch nachweisbaren Alterungs- und Verschleißerscheinungen* an der Wirbelsäule und deren *Krankheitswert* zu unterscheiden. Gerade die extremste Form der Verschleißerscheinung mit weitgehender Immobilität der Wirbelsäule pflegt eine Linderung der Wirbelsäulenbeschwerden nach sich zu ziehen („wohltuende Versteifung der Wirbelsäule im Alter"). Dies ist bei den morphologischen Untersuchungen wie spinalem CT und Röntgenübersichtsaufnahme zu bedenken. Die Röntgenübersichtsaufnahme besitzt noch weniger Informationswert: Auf ihr werden überwiegend alte Veränderungen nachgewiesen, gerade Anzeichen einer frischen Erkrankung können auf einer einfachen Übersichtsaufnahme noch gar nicht nachzuweisen sein.

Die Einordnung psychischer Symptome als reaktive Folgeerscheinung einer lumbalen Bandscheibenerkrankung verlangt also nicht nur eine gute psychiatrische Diagnostik, sondern auch eine genaue Kenntnis der Bandscheibenerkrankung sowie des diagnostischen Gewichts klinischer und apparativer Befunde. Ein Beispiel für eine unzureichende somatische Diagnostik ist das lange Zeit verkannte Krankheitsbild des engen lumbalen Spinalkanals (s. S. 68 ff.). Dieses von seiner Beschwerdesymptomatik ganz charakteristische Krankheitsbild war lange Zeit unbekannt, die Kranken wurden gerade wegen ihrer belastungsabhängigen Beschwerden oft zu unrecht als psychogen disqualifiziert. Auch eine solche Diagnose der Psychogenie per exclusionem ist ein diagnostisch unzulässiger Irrweg.

Gleiches gilt für die Einschätzung postoperativer Beschwerden. Der postoperativ nicht beschwerdefreie Bandscheibenpatient stellt grundsätzlich einen schwierigen Problemfall dar. Daß die psychischen Veränderungen bei diesen Patienten besonders deutlich ausfallen, ist verständlich, wenn ihre Hoffnung auf eine Beschwerdeminderung und Befundbesserung durch die Operation enttäuscht worden ist. Andererseits ist die somatische Diagnostik der Wirbelsäule post operationem besonders schwierig, die Differentialdiagnose sehr umfangreich (Tabelle 5).

Eine vergleichbar ungünstige psychologische Situation liegt bei sprachfremden Ausländern (Türkinnen) vor. Einmal ist die Anamnese und auch die Untersuchung durch die Sprachbarriere behindert, andererseits fühlen sich die Patienten gerade deswegen in einer gewissen Beweisnot. Dies läßt sie Zuflucht zum Verdeutlichen und Herausstellen ihrer Beschwerden suchen. Dies ist *keine Aggravation* („Wer sich so aufführt, kann nichts haben."), sondern ein verständliches Verhalten, das den Kranken nicht zur Last gelegt werden kann. Entscheidend ist der neuroorthopädische Befund.

Psychische Auffälligkeiten bei Patienten mit lumbaler Bandscheibenerkrankung sind aber nicht nur krankheitsbedingt, sondern auch durchaus *iatrogen* möglich.

Ein Fehler der ärztlichen Führung ist die sehr weitverbreitete Demonstration von Röntgenbildern vor dem Patienten. Der Patient,

Tabelle 5. Differentialdiagnose von Ursachen bleibender oder wiederkehrender Beschwerden nach lumbaler Bandscheibenoperation (modifiziert nach ARMSTRONG)

Übersehen des Prolapses bei der Operation
Übersehen eines 2. Prolapses in einem anderen Segment
Übersehen eines bilateralen Prolapses
Nachrutschen nicht ausgeräumten Bandscheibengewebes
Verletzung einer Nervenwurzel
Verwachsungen
Prolaps einer zum Zeitpunkt der Operation noch intakten Bandscheibe
Bleibende Veränderungen an der Nervenwurzel
Beschädigung der Facetten der Articulationes intervertebrales
Arthrose der Articulationes intervertebrales
Postoperative Infektionen
Verletzungen der Dura mater
Verletzungen von Kaudafasern
Psyche

---

wenn er nicht Fachmann ist, kann diese Röntgenbilder gar nicht verstehen. Die entscheidende Frage, die Gewichtung von Verschleißerscheinungen nach ihrem Krankheitswert, ist selbst für den Arzt außerordentlich schwierig. Die Patienten pflegen von dieser Vorführung nur den Eindruck mitzunehmen, daß ihre Wirbelsäule dermaßen schlimm verändert ist, daß selbst ihr Arzt tief beeindruckt war. Es ist eine häufige Erfahrung, daß dieser Eindruck einen ganz ungünstigen Boden für die mit Mühsalen verbundene konservative Therapie darstellt. Ein gutes ärztliches Aufklärungsgespräch informiert den Patienten angemessen über seine Erkrankung und gewinnt ihn für die möglichen therapeutischen Maßnahmen. Hierzu bedarf es nicht der Demonstration einer Röntgenaufnahme. Soll die Röntgenaufnahme jedoch Teile des ärztlichen Gespräches ersetzen, so ist sie hierzu denkbar ungeeignet. Beim ärztlichen Gespräch mit dem Kranken werden die Weichen gestellt: es ist oft erstaunlich, wie wenig die Patienten über ihre Wirbelsäule und eine Bandscheibe wissen. Wenn die Kranken zur Mitarbeit bei der Therapie gewonnen werden sollen, ist großer Wert darauf zu legen, daß die Gutartigkeit der lumbalen Bandscheibenerkrankung und ihre hohe Besserungsquote herausgestellt werden, die gerade im Gegensatz stehen zu den (röntgenologisch nachweisbaren) Verschleißerscheinungen. Auch eine patientengerechte Sprache gehört zur guten ärztlichen Führung.

Schließlich gehören hierhin noch Hinweise, die eine Einstellungsänderung des Patienten zum Ziel haben: Die Kranken müssen den
Sinn der krankengymnastischen Übungsbehandlung mit Aufrichtung und Fixierung der Lendenwirbelsäule verstehen („körpereigenes Korsett"), zudem sind Techniken zu erlernen, die Fehlbelastungen der Lendenwirbelsäule verhindern helfen („back school"). Hierzu sind patientenorientierte Schriften eine wertvolle Hilfe (OLDEN
KOTT 1983: „Ärztlicher Rat für Patienten mit Bandscheibenschäden"; das Patientenheftchen der Firma MIDY 1984; BAUD 1983:
„Leben mit der Bandscheibe und – gelegentlich auch – mit einem
Lächeln!"). Nicht die Botschaft, daß sie ihre unheilbar verschlissene
Lendenwirbelsäule für den Rest des Lebens schonen müssen, sondern daß sie an einer behandlungsbedürftigen und besserungsfähigen Krankheit leiden, motiviert die Patienten und bewahrt sie vor iatrogen ausgelösten Fehlentwicklungen. Dementsprechend ist auch
die physikalische Therapie zu planen: Die häufig zu beobachtende
Polypragmasie stellt schon erhebliche Anforderungen an Vertrauen
und Geduld der Patienten. Eine klare Strategie mit Unterteilung in
Aktubehandlung und Prophylaxe, die dem Patienten auch erklärt
worden ist, gehört zur Führung der Kranken.
Wesentlich ungünstiger sind die psychischen Auffälligkeiten nach
Beginn des Rentenverfahrens zu bewerten. Rechtfertigt der neuroorthopädische Befund keine positive Entscheidung des Rentenantrages, hängt die weitere Entwicklung davon ab, ob der Patient hiervon zu überzeugen ist. Dies ist leider in der weit überwiegenden Zahl
der Fälle nicht möglich. Es ist dann eine wenig erfreuliche Aufgabe
des psychiatrischen Gutachters zu entscheiden, ob diesem von somatischer Seite her nicht gerechtfertigten Rentenwunsch des Patienten Krankheitswert beizumessen ist, ob es sich also um eine sogenannte abnorme Entwicklung handelt oder um einen sogenannten
bewußtseinsnahen Täuschungsversuch. Es steht also bei dem Rentenantrag dann gar nicht mehr die Wirbelsäule zur Diskussion, sondern die psychiatrische Diagnose. Daß sich diese Frage dennoch besonders häufig bei Wirbelsäulenpatienten stellt, liegt sicher auch an
der weiten Verbreitung positiv entschiedener Rentenanträge. Vor der
voreiligen Einleitung eines Rentenantrages, und sei es nur mit einem
vom Patienten geforderten, vermeintlich wohlwollenden Attest, ist
daher mit Nachdruck zu warnen. Im eingeleiteten Rentenverfahren

wird ein pathologischer neuroorthopädischer Wirbelsäulenbefund
dann zu einem Kronzeugen, den eine erfolgsträchtige Therapie nur
gefährden würde. Es ist m. E. ebenfalls ein Zeichen von geringem
Einfühlungsvermögen, wenn man in diesem Stadium auf die Mitarbeit der Patienten bei Therapieversuchen und Heilverfahren hofft.
Schließlich kommen psychische Veränderungen infolge Bandscheibenerkrankung sehr häufig infolge von Abusus psychotroper Substanzen vor. Schmerz- und Schlafmittel sowie Alkohol werden zur
Korrektur des Befindens, Linderung der Schmerzen und Bekämp-
fung der Schlafstörung von einem großen Teil der Kranken einge-
nommen. Die dadurch bedingte psychovegetative Entgleisung verändert die Schmerzschwelle und auch die Toleranz gegenüber ver-
bleibenden Restbeschwerden. Die Diagnose des Abusus ist nicht
schwer, wenn differentialdiagnostisch daran gedacht wird, gegebenenfalls ist der Konsum psychotroper Substanzen fremdanamne-
stisch zu überprüfen. Klinisch imponiert eine Fahrigkeit, Nervosität,
Unruhe, bei der somatischen Untersuchung fällt die hochgradige vegetative Labilität mit Fingertremor, Hyperhidrosis, positivem Der-
mographismus und sehr lebhaften Eigenreflexen auf, gelegentlich
ein foetor alcoholicus. Unverzichtbare therapeutische Maßnahme ist
die Abstinenz von sämtlichen derartigen Substanzen, prophylaktisch
ist eine kontrollierte, d.h. auch zeitlich begrenzte Verordnung der
entsprechenden Substanzen wichtig.
Also: psychische Auffälligkeiten infolge lumbaler Bandscheibenerkrankung sind häufig, sie sind einfühlbar und können als *normale
Reaktion* der Kranken angesehen werden. Die psychische Symptomatik spricht eben nicht für eine organisch bedingte Beeinträchtigung und auch nicht für eine endogene Psychose, sondern erbringt
die Anzeichen eines Überforderungs- und Erschöpfungszustandes.
Vor der lumbalen Bandscheibenerkrankung sind die Patienten psychisch unauffällig gewesen. Der somatische Befund erbringt meist
die typischen Zeichen der lumbalen Bandscheibenerkrankung. An-
sonsten erfordert die akribische neuroorthopädische Untersuchung
umfangreiche differentialdiagnostische Kenntnisse der zahlreichen
abzugrenzenden LWS-Syndrome. Eine Diagnose der Psychogenie
per exclusionem ist in jedem Fall unzulässig, erst recht bei unzurei-
chender Differentialdiagnose der somatischen Störungen. Dies gilt
besonders für den operierten Patienten. Für die Einordnung der Pa-

tienten in Gruppe II ist also neben der psychiatrischen eine sehr gute neuroorthopädische Diagnostik zu fordern, die den zugrundeliegenden Krankheitsprozeß erhellt.

Diese reaktiven psychischen Auffälligkeiten werden verstärkt bei sprachfremden Ausländern sowie nicht beschwerdefreien operierten Patienten sowie durch den Abusus psychotroper Substanzen zur Selbstmedikation. Iatrogene Verstärker können unsinnige Demonstrationen von Röntgenbildern und Befürwortung unberechtigter Rentenansprüche sein.

Die Therapie liegt selbstverständlich in der Besserung der somatischen Grundkrankheit. Damit klingen auch die psychischen Auffälligkeiten ab. Zusätzlich können gerade hier symptomatisch medikamentöse Maßnahmen hilfreich sein. Neben den geläufigen (peripher angreifenden) Schmerzmitteln empfehlen sich Muskelrelaxantien, die den sehr schmerzhaften reflektorischen Muskelhartspann beheben und daneben auch noch einen Tranquilizereffekt entfalten mit vermehrter Schmerzdistanz und bei nur geringer Dosiserhöhung auch leichter Schlafinduktion. Auch das am Anfang von vielen Patienten als ungewohnt erlebte Stufenbett wird unter solcher Medikation besser ertragen.

III. Wirbelsäulen-Veränderungen infolge psychischer Störungen

Ob psychische Veränderungen überhaupt zu Wirbelsäulenerkrankungen führen können, ist Gegenstand weitester Diskussionen. Hierein mündet ein die nach wie vor geteilte Meinung über die Bedeutung der Psychosomatik. Zweifelsfrei ist, daß psychische Veränderungen zu *funktionellen Wirbelsäulenbeeinträchtigungen* führen können, am einfachsten erkennbar in Veränderungen der Haltung. Eßgewohnheiten beeinträchtigen die Wirbelsäulenfunktion, eindrucksvoll zu beobachten infolge Adipositas, aber auch bei längerem Fasten. Ob dagegen bestimmte Persönlichkeitsstrukturen oder bestimmte Konflikte und deren Verarbeitung zu organischen Krankheitsbildern führen können, ist zumindest nicht schlüssig bewiesen in dem Sinne, daß dies reproduzierbar ist und auch durch entsprechende psychotherapeutische Maßnahmen die organische Erkrankung geheilt werden könne. Es ist bisher in keiner sorgfältigen Untersuchung erwiesen worden, daß die angenommene bestimmte Persönlichkeitsstruktur für eine Bandscheibenerkrankung auch *prämorbid* nachzuweisen ist. Es sei hier nochmals darauf hingewiesen, daß aus Besonderheiten des psychischen Befundes *in der Krankheit* nicht auf eine besondere Persönlichkeitsstruktur *prämorbid* geschlossen werden darf. Dieser Annahme liegt die Vorstellung von einem bestimmten „Bandscheibentyp" zugrunde, dessen Register zur Verarbeitung von Konflikten eben auch die Flucht in den Bandscheibenvorfall beinhalten soll.

Es ist bekannt, daß bei vielen Organerkrankungen die Wirbelsäule entweder tatsächlich miterkrankt (Übersicht bei KUNERT 1975) oder ob es auch zu Vortäuschungen von Wirbelsäulenerkrankungen kommen kann. Andererseits kann die Wirbelsäule aber auch Ausdrucksorgan psychischer Störungen sein (WINZENRIED 1964; VENZLAFF 1975). Den Kreuzschmerzen der Frau (RICHTER 1980; WEINTRAUB 1977 a, b), können alle drei Möglichkeiten zugrunde liegen: die Wirbelsäule kann tatsächlich von einem Prozeß im kleinen Becken mitbefallen sein, es kann durch Schmerzausstrahlungen ein Wirbelsäulensyndrom vorgetäuscht werden und die Wirbelsäule kann Ausdrucksorgan einer psychischen Störung sein. Die im Einzelfall vorliegenden Zusammenhänge gilt es durch den kunstvoll erhobenen somatischen und psychischen Befund auszuschließen oder wahrscheinlich zu machen.

Dem stehen die einem durchaus nicht nur somatisch orientierten Arzt, der sich mit Wirbelsäulenkranken beschäftigt, nicht ganz geläufigen Deutungen der Psychodynamik gegenüber. Sie sind möglicherweise ingeniöse Forschungsansätze: Die Polyarthritis soll auf einem heroischen Altruismus, der Morbus Bechterew auf einer narzißtischen Distorsion beruhen, das Lumbalsyndrom sei eine Organsprache, es beruhe auf psychischer Überlastung, Frustration und gestörter Sexualität sowie einem zwanghaften Helfenwollen, wie schon die Sitzhaltung des sich ständig auf dem Sprung befindlichen Patienten zeige. Die kritischen Darlegungen von HINZ u. POHL (1977) sind eine empfehlenswerte Lektüre hierzu.

Es sei wiederholt: auch für den nicht nur somatisch denkenden Arzt sind diese Interpretationen nicht ganz zwanglos nachvollziehbar, dennoch lebt die Forschung gerade vom ungewöhnlichen Denkan-

Tabelle 6. Hinweise auf endogene Depression

Verstimmung	Tagesschwankungen
Affektstörung	phasenhafter Verlauf
Elanreduktion	frühere depressive Phasen
leibliche Mißempfindungen	frühere manische Phasen
vegetative Entgleisungen	familiäre Belastung

satz mit ungewöhnlichen Hypothesen. Aber: In den meisten dieser Publikationen fehlt der neurologische und psychiatrische Befund, vielmehr finden sich umfangreichste biographische Angaben. Dies erscheint weniger verzeihlich. Nachuntersuchungen von BAUM-HACKL an operierten Bandscheibenpatienten, die durch die Operation nicht beschwerdefrei wurden, ergaben bei einem Drittel dieser Patienten eine endogene Depression (typische Symptome der endogenen Depression zeigt Tabelle 6). Der Autor räumt ein, daß die Entwicklung der Beschwerden bei diesen Patienten nicht charakteristisch war, auch der somatische Befund war nicht operationswürdig. Auch FRIEDRICH u. TILSCHER (1980) beschreiben in ihrer umfangreichen Differentialdiagnose von Lumbalsyndromen nach Bandscheibenoperation, daß bei psychogenen, nicht somatisch bedingten Wirbelsäulenbeschwerden diffuse Schmerzangaben, eine sogenannte „Panalgesie", zu finden waren. Durch die Einführung des Begriffes „larvierte Depression" – das ist eine endogene Depression mit vorwiegend somatischen Symptomen ohne deutliche Verstimmung – ist keinesfalls die Grenze zwischen reaktiver und endogen-psychotisch bedingter Depression aufgehoben worden. Mag dies im Einzelfall nicht immer mit letzter Sicherheit zu trennen sein, so handelt es sich doch um ganz verschiedene Krankheitsbilder mit unterschiedlicher Behandlung.

Wirbelsäulenbeschwerden bei psychischen Auffälligkeiten sind von großer Bedeutung bei der relativen Operationsindikation der lumbalen Bandscheibenerkrankung. Diese gründet sich meist auf Beschwerden und vom Patienten angegebene Therapieresistenz. Ist der neuroorthopädische Befund wenig pathologisch oder gar normal, so kommt der Einstufung der Patienten in Gruppe II oder III für das weitere therapeutische Vorgehen eine Schlüsselstellung zu. Wenn die Persönlichkeitsstruktur bereits prämorbid sehr auffällig war und die angegebenen Beschwerden noch dazu nicht charakteristisch sind, sollte man sich nicht zu einer solchen relativen Operationsindikation vom Patienten drängen lassen. Ein operativer Eingriff an einer organisch gesunden Wirbelsäule, die bei einer psychischen Auffälligkeit Manifestations- und Ausdrucksorgan für vielfältige Beschwerden sein kann (WINZENRIED 1964), bedeutet eine *unspezifische psychotherapeutische Maßnahme,* über deren Erfolg keine Vorhersage möglich ist. Leider wirkt sich bei der Mehrzahl dieser Patienten auch postoperativ die Persönlichkeitszuspitzung ungünstig aus, die mit der Operation einhergehenden Belastungen verschlimmern die Situation nicht selten.

Bei regelrechtem Wirbelsäulenbefund und auffälligem psychischen Befund prüfe man, was Ursache und was Wirkung ist, sonst läuft man Gefahr, bei psychischer Erkrankung mit dem Ausdrucksorgan Wirbelsäule an einer gesunden Wirbelsäule vergebliche operative Maßnahmen durchzuführen.

Die nicht-psychotisch bedingten psychischen Auffälligkeiten, die sich in nicht objektivierbaren Wirbelsäulenbeschwerden äußern und etwas wechselnd mit „Psychoneurose" oder „psychosomatischem Wirbelsäulensyndrom" etikettiert werden (EDER und TILSCHER [1982] sprechen gar von einem „psychovertebralen Syndrom", wenn die Wirbelsäule Manifestationsorgan seelischer Störungen ist), sprechen nach übereinstimmenden Angaben in der einschlägigen Literatur schlecht auf umfangreiche psychotherapeutische Maßnahmen, insbesondere die psychoanalytisch orientierten Verfahren, an. Vielmehr werden einer guten Gesprächstechnik, der Gruppentherapie, eventuell dem autogenen Training, die größten Heilungschancen zugesprochen, eine iatrogene Verfestigung durch Demonstration nicht relevanter Röntgenbefunde ist unbedingt zu vermeiden, zusätzlich ist gute ärztliche Führung dringend erforderlich.

IV. Zufällig gleichzeitig auftretende Störungen im Bereich von Wirbelsäule und Rückenmark sowie psychische Veränderungen

Wegen ihrer Häufigkeit müssen beide Syndrome besonders im Alter bedacht werden. Es ist unkritisch, ein pathogenetisches Prinzip zu verallgemeinern, wie am Beispiel der sogenannten vaskulären Myelopathie oben erörtert wurde, oder aus einem zeitlichen einen kausalen Zusammenhang zu konstruieren.

Diskussion

Spino-vertebrale und psychische Syndrome treten gar nicht so selten gemeinsam auf. Die Differentialdiagnose ist recht umfangreich, daher ist es besonders wichtig, sowohl den neuroorthopädischen wie auch den psychischen Befund genau zu erheben. Dies ergibt nämlich die Literaturdurchsicht: es ist leider die Ausnahme, daß sowohl ein gründlicher neuroorthopädischer und psychischer Befund beschrieben wird.

„Neuroorthopädie" will wissenschaftliches interdisziplinäres Gespräch fördern. Das bedeutet aber nicht nur, daß Nervenärzten von Orthopäden und Neurochirurgen Einblick in die operative Kunst gewährt wird, sondern auch, daß Nervenärzte zum Verständnis neurologischer und psychiatrischer Symptome bei den gemeinsamen Patienten beizutragen versuchen. Gewiß gibt es überwiegend somatisch orientierte Ärzte, die Beschwerden von Kranken bereits dann mit einer psychiatrischen Diagnose belegen, wenn kein pathologischer klinischer oder apparativer Befund im somatischen Bereich zu erheben ist. Dies ist ein nicht akzeptables diagnostisches Vorgehen, die Psychogenie per exclusionem zu diagnostizieren, wird aber nun gerade durch die Interpretationsfreudigkeit mancher psychodynamisch orientierter Autoren gefördert. Als hypothetischer Ansatz für weitere Untersuchungen ist manche Deutung sicher legitim und vielleicht sogar nützlich, für die unmittelbare Behandlung der Kranken aber wenig hilfreich, zumal die aufwendigen psychotherapeutischen Verfahren selbst von den Kennern bei dieser Indikation als nicht besonders erfolgreich beschrieben werden. Der psychische Befund ist von großer Bedeutung. Es muß nach den Symptomen einer organischen Hirnerkrankung gefahndet werden: besonders Orientierungsstörungen, sehr frühzeitig schon Gedächtnisstörungen und Verlangsamungen sowie Affektstörungen. Die Möglichkeit einer kausalen Therapie ist zu prüfen. In gleicher Weise müssen Anamnese und psychischer Befund im Hinblick auf eine endogene Depression erhoben werden, für die die thymoleptische Behandlung die wichtigste Therapie bedeutet. Sind körperlich begründbare und endogene Psychosen aufgrund von Anamnese und psychischem Befund nicht wahrscheinlich, so ist ein psychogenes Wirbelsäulensyndrom zu diskutieren. Dies ist wahrscheinlich, wenn der somatische Befund normal ist, das Beschwerdebild nicht typisch und ein entsprechender psychischer Befund erhoben werden kann. Umgekehrt ist die somatische Erkrankung wahrscheinlicher bei einem unauffälligen prämorbiden psychischen Befund, einfühlbaren reaktiven Veränderungen in der Krankheit, typischer Anamnese und erst recht bei einem charakteristischen somatischen Befund. Entschließt man sich zur Diagnose eines psychogenen Wirbelsäulenbeschwerdekomplexes, so sind psychodynamische Spekulationen zwar interessant, aber für die Therapie nicht wegweisend. Aufwendige psychoanalytische Verfahren sind wenig erfolgversprechend. Das ausführliche therapeutische Gespräch, autogenes Training und Gruppenbehandlungen werden auch von psychodynamischen Autoren als noch die beste Behandlung empfohlen; vor einer iatrogenen Verstärkung des Beschwerdebildes wird gewarnt. Das heißt dann aber auch, daß bei den meisten dieser Patienten die gekonnte krankengymnastische Behandlung mit guter psychischer Führung der Kranken - eventuell in der Gruppe - eine sehr wirksame Behandlung darstellt. Wir sollten gerade diese Therapie bei diesen Patienten ausnützen.

Wichtigste Voraussetzung ist, daß die in Frage kommenden, sehr weitgespannten Differentialdiagnosen von der Psychiatrie über die Neurologie und Neurochirurgie bis zur Orthopädie und der Manualtherapie dem Untersucher bekannt sind und die vielfältigen Untersuchungstechniken von der psychiatrischen Exploration bis zur neuroorthopädischen Untersuchung beherrscht werden. Dies ist eine sehr hohe Forderung.

Literatur

Armstrong JR (1951) The causes of unsatisfactory results from the operative treatment of lumbar disc lesions. J Bone Joint Surg (Br) 33: 31

Baud B (1983) Leben mit der Bandscheibe und – gelegentlich auch – mit einem Lächeln! Ein Brevier für Bandscheibengeschädigte. 3. Aufl Huber, Bern

Baumhackl E, Oberhummer J, Sunder-Plassmann M, Zapotoczky HG, Zaunbauer F (1978) Psychische Störungen bei zervikalen Bandscheibenschäden und Osteochondrosen. Psychiatr Clin (Basel) 11: 163–169

Bonhoeffer K (1917) Die exogenen Reaktionstypen. Arch Psychiat Nervenkr 58: 58

Braun W (1969) Ursachen des lumbalen Bandscheibenvorfalls. In: Junghanns H (Hrsg) Die Wirbelsäule in Forschung und Praxis, Bd 43. Hippokrates, Stuttgart

Danke F (1984) Die Bedeutung des psychischen Befundes bei Patienten mit lumbaler Bandscheibenerkrankung. In: Hohmann D, Kügelgen B, Liebig K, Schirmer M (Hrsg): Neuroorthopädie II: Lendenwirbelsäulenerkrankungen mit Beteilung des Nervensystems. Springer, Berlin Heidelberg New York Tokyo, S 352–355

Duden (1963) Bd 7 Das Herkunftswörterbuch. Die Etymologie der deutschen Sprache. Bibliographisches Institut, Mannheim Wien Zürich

Eder M, Tilscher H (1982) Schmerzsyndrome der Wirbelsäule – Grundlage, Diagnostik, Therapie. In: Junghanns H (Hrsg) Die Wirbelsäule in Forschung und Praxis Bd 81. 2 Aufl Hippokrates, Stuttgart

Friedrich M, Tilscher H (1980) Ursachen für Lumbalsyndrome nach Bandscheibenoperationen. Wien Klin Wochenschr (Suppl) 92 (107): 27–31

Hinz G, Pohl W (1977) Kritische Betrachtungen zur Psychogenese rheumatischer Erkrankungen. Med Welt 28: 1830–1833

Isermann H (1972) Das lumbale Wurzelreizsyndrom als psychosomatisches Problem. Psychiatr Neurol Med Psychol (Leipz) 24: 153–159

Isermann H (1984) Zur Psychosomatik des Lumbalsyndroms. In: Hohmann D, Kügelgen B, Liebig K, Schirmer M (Hrsg) Neuroorthopädie II: Lendenwirbelsäulenerkrankungen mit Beteiligung des Nervensystems. Springer, Berlin Heidelberg New York Tokyo, S 343–347

Jörg J (1976) Die Beurteilung traumatischer Schäden an Rückenmark und Wirbelsäule. Med Welt 27: 603–610

Kröber H L (1984) Gibt es einen „Bandscheibentyp"? In: Hohmann D, Kügelgen B, Liebig K, Schirmer M (Hrsg) Neuroorthopädie II: Lendenwirbelsäulenerkrankungen mit Beteiligung des Nervensystems. Springer, Berlin Heidelberg New York Tokyo, S 348–351

Kügelgen B (1984) Wirbelsäule und Psyche. In: Hohmann D, Kügelgen B, Liebig K, Schirmer M (Hrsg) Neuroorthopädie II: Lendenwirbelsäulenerkrankung mit Beteiligung des Nervensystems. Springer, Berlin Heidelberg New York Tokyo, S 331–342

Kunert W (1975) Wirbelsäule und Innere Medizin. 2. Aufl Enke, Stuttgart

Ladurner G, Jeundl E, Auer L, Justich E, Lechner H (1982) Schmerz und depressive Verstimmung in der Langzeitprognose des lumbalen Diskusprolaps. Nervenarzt 53: 442–444

Midy (Hrsg) (1984) Bandscheibenerkrankungen: Ratgeber für Patienten. MIDY, München

Mumenthaler M (1982) Neurologie. 7. Aufl Thieme, Stuttgart

Neumayer E (1967) Die vasculäre Myelopathie. Springer, Wien New York

Neumayer E (1972) Wirbelsäule, Nervensystem und Psyche. Wiener Med Wochenschr 124: 651–655

Oldenkott P (1983) Ärztlicher Rat für Patienten mit Bandscheibenschäden. 3. Aufl Thieme, Stuttgart

Poeck K (1970) Fehldiagnose „Bandscheibenschaden". Med Welt 17: 767–772

Pongartz J (1980) Leitsymptom: Wirbelsäulenschmerzen – Eine psychosomatische Studie. Z Psychsom Med Psychoanal 12: 26–39

Prill H-J (1965) Der Kreuzschmerz in psychosomatischer Sicht. Zentralbl Gynaekol 87: 1337–1341

Richter K (1980) Kreuzschmerz aus der Sicht des Gynäkologen. Wien Klin Wochenschr 92: 335–342

Scheid W (1980) Lehrbuch der Neurologie. 4. Aufl Thieme, Stuttgart

Skinner HE (1970) The origin of medical terms. Hafner, New York

Venzlaff H (1975) Ausdrucksorgan Wirbelsäule. Ärztliche Praxis 2249–2251

Weber H (1978) Lumbar disc herniation. J Oslo City Hosp 28: 89–120

Weintraub A (1977a) Die Grenzen der psychosomatischen Kreuzschmerzanalyse. Med Welt 28: 948–952

Weintraub A (1977b) Beitrag zur Psychosomatik des Kreuzschmerzes. Praxis 56: 1130–1132

Wieck HH, Herklotz B (1972) Vitamin-B_{12}-Mangelzustände aus neuropsychiatrischer Sicht. Med Monatsschr 26: 7–10

Wieck HH (1977) Lehrbuch der Psychiatrie. 2. Aufl Schattauer, Stuttgart

Winzenried FJM (1964) Die Wirbelsäule als psychiatrisches Krankheitspotential. In: Bürger-Prinz H, Winzenried FJM (Hrsg) Befinden und Symptom. Schattauer, Stuttgart

Wörz R, Gross D (Hrsg) (1978) Kreuzschmerz. Fischer, Stuttgart New York

Toxikologische und pharmakologische Probleme bei der medikamentösen Behandlung der Bandscheibenerkrankung

K. Brune

Einleitung

Degenerative Erkrankungen des menschlichen Bindegewebe- und Skelettsystems gehören zu den häufigsten Ursachen für die Konsultation des Arztes. Die persönlichen Leiden der Patienten, aber auch die Kosten dieser Krankheiten für die Allgemeinheit sind beträchtlich. Es wäre daher besonders wünschenswert, die Pharmakotherapie dieser Erkrankungen zu verbessern; denn die Medikamente, die uns heute zur Verfügung stehen (s. Tabelle 1) heilen nicht, sondern führen bestenfalls zu einer Linderung der akuten Beschwerden (z. B. bei Ischialgien). Aber diese Wirkung wird häufig mit erheblichen Nebenwirkungen erkauft, und es ist daher die Aufgabe des Arztes, die Inzidenz und Intensität dieser Nebenwirkungen durch den sachkundigen Einsatz dieser Pharmaka möglichst gering zu halten.

Über die Rolle der Prostaglandine bei Entzündungen

Eine Erklärungshypothese der Rolle der Prostaglandine bei Entzündungen hat in den vergangenen Jahren besonders viel Beachtung gefunden. Sie ist intensiv untersucht worden, und es scheint an der Zeit, einmal zu untersuchen, ob sie zur Erklärung der Wirksamkeit von antiphlogistischen Analgetika (Säuren) ausreicht. Diese Hypothese (FERREIRA und VANE 1974) besagt, daß bei jeder Form von Entzündung in entzündetem Gewebe Prostaglandine freigesetzt werden, daß diese Substanzen als Entzündungsmediatoren zur Ausbildung von Entzündungssymptomen führen und daß antiphlogistische Säuren, wie z. B. Azetylsalizylsäure, aber auch Glukokortikoide,

Tabelle 1. Pharmaka mit gesicherter therapeutischer Wirkung bei chronischen Entzündungen

Pharmakongruppe	I. Nichtsteroidale Antiphlogistika (Säuren)	II. Glukokortikoide	III. Zytostatika, gefunden	
			durch klinische Beobachtungen	bei Tumortherapie
Beispiele	Azetylsalizylsäure Phenylbutazon Indometacin	Hydrokortison Prednisolon Dexamethason	Goldverbindungen D-Penizillamin	Azathioperin Phosphamid Chlorambuzil
Therapeutische Wirkung	Schmerzhemmung Abschwellung	Verminderung oder Hemmung bestimmter Komponenten der Bindegewebereaktion		
Nebenwirkungen	Schäden: des Magen- Darm-Traktes, der Nie- re, der Leber, des Kno- chenmarks	Cushing-Syndrom Infektionen, Psychosen	Schäden: des Kno- chenmarks, der Niere, der Leber, der Haut, des Nervensystems	Schäden an allen proli- ferierenden Zellsyste- men; Tumoren, Infek- tionen
Wirkungsmechanis- mus (bei allen multifaktoriell)	Hemmung der: Prosta- glandinsynthese, Leuko- zyteninvasion, Schmerz- wahrnehmung und des Bindegewebsstoffwech- sels	Hemmung der: Prosta- glandinfreisetzung, Leu- kozytenfunktion und des Bindegewebsstoff- wechsels	Hemmung der Binde- gewebsreaktion (?)	Hemmung der Binde- gewebsproliferation, Immunosuppression (?)

Diese Tabelle enthält nur die allerwichtigsten pharmakologischen Informationen. Sie enthält keine Angaben über Pharmako-
therapeutika mit unbewiesener Wirkung wie z. B. Levamisol, Kupferverbindungen, Superoxyddismutasen usw. (aus: BRUNE u.
RAINSFORD 1979)

die Bildung dieser Substanzen hemmen. Diese Hypothese besagt außerdem, daß Prostaglandine physiologische Regulatoren der Magen- und Nierenfunktion sind. Die Blockierung ihrer Bildung in den genannten Organen kann daher zu Funktionsstörungen, wie z. B. Magenulzera, aber auch Wasser- und Elektrolytretention, führen, d. h. zu den klassischen Nebenwirkungen aller antiphlogistischen Säuren und gelegentlich auch der Glukokortikoide.

Im Jahre 1929 hat nun Sir Henry DALE, der berühmte Physiologe und Nobelpreisträger, folgende Kriterien für die Klassifizierung einer Substanz als Entzündungsmediator aufgestellt (DALE, 1929) (vereinfacht):

1. Sie muß im entzündeten Gewebe gebildet bzw. freigesetzt werden.
2. Sie muß in der Lage sein, alle oder wesentliche Entzündungssymptome auszulösen.
3. Ihre Bildung, Freisetzung oder Wirkung muß durch Antiphlogistika gehemmt werden.

Erfüllen nun Prostaglandine diese Kriterien?

1. Werden Prostaglandine im entzündeten Gewebe freigesetzt? HIGGS et al. (1974) zeigten, daß im Gelenkexsudat eines jungen Rheumatikers in den Tagen nach Absetzen der Therapie mit Azetylsalizylsäure und Indometacin die Konzentration der Prostaglandine anstieg. Nach Neubeginn der Therapie fiel sie wieder ab. Der Konzentrationsverlauf der Prostaglandine folgte in groben Zügen dem Wiederauftauchen von Schmerz, Schwellung und Leukozyteninvasion ins Gelenk. Allerdings waren auch am Tage nach Wiederbeginn der Therapie noch hohe Prostaglandinkonzentrationen nachweisbar, obwohl die schmerzlindernde Wirkung von Indometacin bereits eine Stunde nach Einnahme dieses Medikaments deutlich ist, d. h. lange bevor bei diesem Patienten eine Abnahme der Prostaglandinkonzentration im Gelenk nachweisbar wurde. Allerdings mag die Bestimmung der Prostaglandinkonzentration im Jahre 1974 noch unbefriedigend gewesen sein. Daher ist ein weiterer Befund in diesem Zusammenhang von Bedeutung. Es ist möglich, Ratten mit einer Diät aufzuziehen, die fast keine mehrfach ungesättigten, essentiellen Fettsäuren enthält. Diese Tiere können, da ihnen die Vorstufen fehlen, praktisch keine Prostaglandine bilden. Sie sind aber durchaus in der Lage, Entzündungen zu entwickeln, die durch Antiphlogistika (Säuren) hemmbar sind (BONTA et al. 1976). Allerdings sind diese ent-

100

zündlichen Reaktionen schwächer ausgeprägt als bei normal ernährten Kontrolltieren. Ob das Fehlen von Prostaglandinen zu dieser Verminderung der experimentellen Entzündung führt, bleibt offen; denn naturgemäß sind diese Tiere nicht „gesund", sondern durch Diät generell geschädigt.

2. Können Prostaglandine Entzündungen auslösen? Zahlreiche Untersuchungen der vergangenen Jahre haben gezeigt, daß die Injektion von Prostaglandinen (E_2, D_2, $F_{2\alpha}$, I_2) allein nur eine vermehrte Durchblutung des entzündeten Gewebes bewirkt. Diese Substanzen führen selbst in hohen Dosen nur zu den klassischen Symptomen „Erwärmung" und „Rötung". Die Symptome „Schwellung", „Schmerz" und „eingeschränkte Funktion" treten nur dann auf, wenn andere Entzündungsmediatoren wie Histamin oder Bradykinin zusätzlich zu den Prostaglandinen injiziert werden (Details in WEISSMANN et al. 1980 und BRUNE u. LANZ 1984). Prostaglandine sind also allein nur unbedeutende Auslöser von Entzündungssymptomen. Allerdings werden neben Prostaglandinen auch die Leukotriene aus der Arachidonsäure gebildet, und Leukotriene führen zu Ödembildung (SAMUELSSON 1981).

3. Hemmen Antirheumatika die Prostaglandinfreisetzung bzw. deren Wirkung? Eigene Untersuchungen an Zellkulturen haben gezeigt, daß die Wirkungsstärke einer Reihe Antirheumatika recht gut mit der entzündungshemmenden Wirkung dieser Substanzen bei Versuchstieren korreliert (BRUNE et al. 1981). Es bleibt jedoch anzumerken, daß es einige bemerkenswerte Ausnahmen gibt. Dexamethason und andere Glukokortikoide wirken antiphlogistisch in Konzentrationen, in denen sie beim Menschen noch keine meßbare Hemmung der sog. inflammatorischen Prostaglandine (PGE_2) bewirken (BOMBARDIERI et al. 1981). Salizylsäure wirkt antiphlogistisch und analgetisch, obwohl diese Substanz in Konzentrationen, die auch in entzündetem Gewebe erreicht werden können, die Prostaglandinsynthese nicht hemmt (vgl. SMITH, 1978 und VANE 1978). Nichtsaure Pharmaka wie das Proquazon und die Pyrazolonderivate (z. B. Aminopyrin) sind ähnlich gute Hemmer der Prostaglandinsynthese in vitro wie das saure Phenylbutazon bzw. Indometacin; trotzdem wirken sie im Vergleich mit Indometacin bzw. Phenylbutazon bei Mensch und Tier nur sehr geringgradig entzündungshemmend (BRUNE et al. 1976).

Zusammenfassend muß man feststellen, daß die Prostaglandinhypothese, so wie sie von VANE 1971 formuliert wurde, nicht ausreicht, den Wirkungsmechanismus antiphlogistischer Säuren oder der Glukokortikoide zu erklären. Es sind deshalb in letzter Zeit eine Reihe von Modifikationen dieser Hypothese vorgeschlagen worden. Der entscheidende Aspekt dieser erweiterten Hypothese ist, daß andere Metaboliten der Arachidonsäure neben den Prostaglandinen wesentliche Entzündungsmediatoren sein sollen. Die Bildung der Prostaglandine oder/und dieser Metaboliten soll nun entscheidend für die antiphlogistische Wirkung sein. Einige Wissenschaftler halten diese überarbeitete Hypothese für wissenschaftlich interessant, aber nicht ausreichend. Einerseits glauben wir, daß auch diese erweiterte Hypothese die folgenden Fragen zur Pharmakologie von Antiphlogistika nicht zu beantworten vermag:

- Warum „überleben" nur saure Prostaglandin-Synthesehemmer in der Klinik?
- Warum zeigen nur saure Prostaglandin-Synthesehemmer Nebenwirkungen in Magen und Nieren?
  Nebenbei: Auch andere Säuren führen zu Magenirritation, obwohl sie keine Hemmer der Prostaglandinsynthese sind, z. B. Furosemid, Probenezid und Valproinsäure.
- Warum sind saure Prostaglandin-Synthesehemmer um so wirksamer, je stärker sie an Plasmaeiweiße gebunden sind? Bei den meisten Pharmaka sind die Verhältnisse ja umgekehrt: Hohe Eiweißbildung geht einher mit geringer Wirksamkeit (Lit. in BRUNE et al. 1976).

Andererseits erscheint es wenig plausibel, daß ein so essentieller Abwehrmechanismus wie die Entzündung durch die Ausschaltung einer einzigen Mediatorengruppe hemmbar ist. Wir schlagen daher eine andere Erklärung vor, die im folgenden dargestellt werden soll. Ob diese Hypothese besser ist, muß weitere Forschung zeigen.

Unsere Hypothese *einer alternativen Erklärung der Wirkung antiphlogistischer Säuren* besteht aus zwei Teilen.

Beide werden im folgenden formuliert und zusammen mit einigen experimentellen Befunden dargestellt.

1. Antiphlogistische Säuren erreichen aufgrund ihrer physikochemischen Eigenschaften in bestimmten Körperregionen Wirkungen oder Nebenwirkungen.

Tabelle 2. Saure Analgetika (analgetische Säuren). Stoffeigenschaften. (aus: BRUNE 1983)

Freiname	Handelsname	Struktur lipophiler Teil	hydrophiler Teil	pK_4 Eiweiß-bindung Resorption
		Salicylate		
Azetylsalizyl-säure	Aspirin			3,5 > 75% schnell vollständig
Diflunisal	Fluniget			3-4 ~99% vollständig
		Profene (Arylpropionsäuren)		
Ibuprofen	Brufen			~5 ~99% vollständig
Ketoprofen	Alrheumun Orudis			4-5 ~99% vollständig
Naproxen	Proxen			4-5 ~99% vollständig
		Aryl- und Heteroarylessigsäuren		
Tolmetin	Tolectin			4-5 ~99% vollständig
Diclofenae	Voltaren			4-5 ~99% schnell vollständig

103

Tabelle 2. Fortsetzung

Freiname	Handelsname	Struktur lipophiler Teil	hydrophiler Teil	pK_4 Eiweiß-bindung Resorption
Indometacin	Amuno			4–5 ~99% schnell vollständig
		Keto-Enolsäuren		
Piroxicam	Felden			~5 ~99% vollständig
Phenylbutazon	Butazolidin			4–5 ~99% vollständig

In Tabelle 2 sind die physikochemischen und pharmakologischen Eigenschaften einiger klinisch wichtiger antiphlogistischer Säuren (Antirheumatika) zusammengestellt. Trotz großer chemischer Heterogenität sind alle diese Pharmaka unipolare Säuren (pK_a zwischen 3 und 5), die im Blut hochgradig an Plasmaeiweiß gebunden vorliegen. Das bedeutet, daß diese Substanzen bei oraler Applikation bereits im Magen in erheblichem Umfang resorbiert werden, in Zellen der Magenwand hohe Konzentrationen erreichen können und allein schon durch osmotische Effekte zu Läsionen der Magenschleimhaut führen können. Für Salizylate konnte dieses Postulat inzwischen weitgehend belegt werden (BRUNE et al. 1979). Für viele andere Antiphlogistika ist ein ähnlicher Effekt wahrscheinlich, denn fast alle bekannten Antiphlogistika (Säuren) bewirken eine Schädigung der Magenwand. Einige neuere antiphlogistischen Säuren werden kaum im Magen resorbiert (z. B. Diflunisal), und sie scheinen weniger gastrale Nebenwirkungen zu haben.

Aufgrund ihres pK_a-Wertes und ihrer Bindung an Plasmaeiweiße darf man erwarten, daß alle diese Antiphlogistika nur sehr langsam ins Zentralnervensystem (ZNS) und in normales Bindesgewebe eindringen, da eine geschlossene Endothelschicht die Diffusion der bei pH 7,4 praktisch vollkommen ionisierten und an Plasmaeiweiße gebundenen Säuremoleküle behindert. In der Tat zeigen autoradiographische Untersuchungen mit allen uns in radioaktiv markierter Form zugänglichen antiphlogistischen Säuren Verteilungsbilder wie z. B. Phenylbutazon in Abb. 1. Diese Pharmaka erreichen zur Zeit ihrer maximalen antiphlogistischen Wirksamkeit nur vergleichsweise sehr niedrige Konzentrationen im ZNS und im nichtentzündeten Muskel und Bindegewege. Im entzündeten Gewebe jedoch werden die Kapillarwände durchlässig für Makromoleküle, und gleichzeitig sinkt das extrazelluläre pH ab. Dementsprechend sollten eiweißgebundene und freie Antiphlogistikamoleküle schnell in dieses Gewebe übertreten (BRUNE 1980) und hohe Konzentrationen im Zellinneren erreichen, d. h. an intrazellulären Strukturen, zu denen z. B. auch die Zyklooxygenase gehört. Abbildung 1 zeigt, daß in der Tat besonders hohe Konzentrationen von Phenylbutazon (andere antiphlogistische Säuren vgl. RAINSFORD et al. 1981) in entzündeten Geweben erreicht werden. Hohe Konzentrationen treten schließlich auch im Blut, im Knochenmark, in der Leber und der Niere auf (s. Abb. 1). Die offene Endothelstruktur und der Blutreichtum dieser Organe sind vermutlich dafür verantwortlich. Außerdem bedingen die Säuretransportmechanismen der Niere eine Anreicherung der antiphlogistischen Säuren im Tubuluslumen, von dem aus diese Säuren bei dem normalerweise sauren Urin-pH im distalen Tubulus in die Tubuluszellen zurückdiffundieren können, um dort, ähnlich wie im Magen, hohe Konzentrationen zu erreichen und Zellschädigungen auszulösen.

Diese besondere Verteilung der antiphlogistischen Säuren korreliert eindrücklich mit dem Befund, daß alle diese Pharmaka, im Gegensatz beispielsweise zu Opiaten, ihre analgetische Wirkung im traumatisierten (entzündeten) Gewebe entfalten und daß sie außerdem

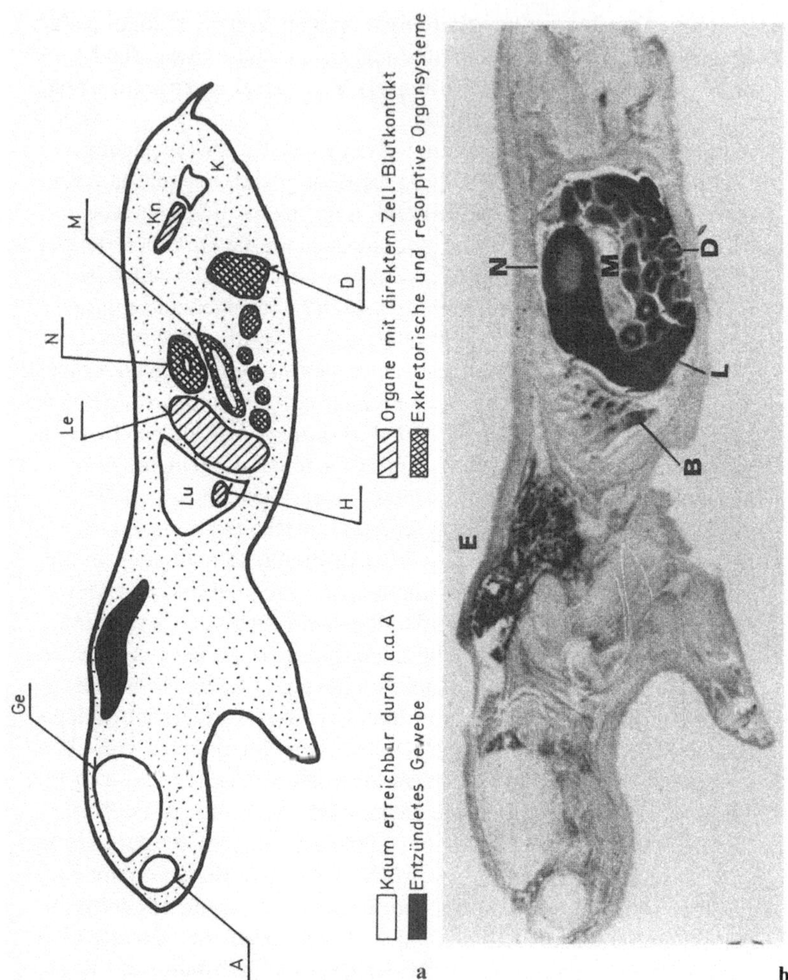

Abb. 1a, b. Querschnitt **(a)** und Autoradiographie **(b)** einer mit ^{14}C-Phenyl-butazon behandelten Ratte. Eine junge Ratte (30 g KG) erhielt 100 µCi/kg (10 mg/kg) Phenylbutazon mit der Schlundsonde. Zur gleichen Zeit wurde eine entzündliche Reaktion im Nackenbereich durch die subkutane Injektion einer irritierenden Substanz ausgelöst. Fünf Stunden später wurde das Tier durch Entbluten getötet, tiefgefroren und auf einem Mikrotom in dünne Scheiben geschnitten. Diese Scheiben wurden auf Röntgenfilm aufgebracht und 8 Tage darauf gelassen. Nach Entwickeln und Kopieren ergaben sich

106

fast alle zu Magenulzera, Nierenschäden (rund 70% aller sezierten Rheumatiker zeigen morphologische Nierenveränderungen, Burry et al. 1976) und zu einer Hemmung der Aggregierbarkeit von Blutplättchen führen (s. Tabelle 3). Die Hemmung der Plättchenaggregation ist besonders langdauernd nach der Einnahme von Azetylsalizylsäure (etwa 5 Tage). Wir konnten zeigen, daß der Azetylanteil der Azetylsalizylsäure dauerhaft in Zellen des Knochenmarks gebunden wird (Rainsford et al. 1983). Im Gegensatz zu den anderen antirheumatischen Säuren (s. Tabelle 2) bewirkt Phenylbutazon beim Menschen gelegentlich Knochenmark- und Leberschäden. Interessanterweise hat dieses Pharmakon beim Menschen im Vergleich zum Versuchstier eine besonders lange Halbwertszeit (s. Tabelle 2) und ist besonders wirksam. Man kann davon ausgehen, daß das entzündete Gewebe, aber auch Leber, Niere und Knochenmark, über Tage hohen Konzentrationen von Phenylbutazon ausgesetzt sind, was dieses Pharmakon beim Menschen besonders wirksam und nebenwirkungsreich macht. (Neuerdings werden auch von Piroxicam chronische Schäden berichtet. Auch Piroxicam hat eine sehr lange Halbwertzeit beim Menschen [ca. 40 h]). Schließlich unterstützt eine weitere klinische Beobachtung die Bedeutung der Verteilung für die Wirkung von Antiphlogistika. Salizylate führen bei Kindern besonders leicht zu ZNS-Störungen (Koma) und Leberschäden. Kinder reagieren bei Überdosierung mit Salizylaten häufig mit einer Azidose. Diese Azidose bedingt eine generelle Umverteilung von Salizylsäure aus dem Blut und dem Extrazellulärraum ins Zellinnere und löst dadurch zelluläre Funktionsstörungen aus. Eine Beseitigung der Azidose führt zur erneuten Umverteilung, nunmehr in den extrazellulären Raum. Dementsprechend können Kinder, die mit Salizylaten vergiftet sind, durch Beseitigung der Azidose innerhalb kurzer Zeit aus dem Koma befreit werden (Oliver u. Dyer 1963). Leider ist bis-

Bilder wie das hier gezeigte. Der Grad der Schwärzung entspricht der im entsprechenden Gewebe vorhandenen Radioaktivität. Besonders hohe Konzentrationen finden sich im entzündeten Gewebe *(E)*, in Nieren *(N)*, Leber *(L)*, Blut und Knochenmark. Bemerkenswert ist außerdem, daß das Magenlumen *(M)* frei von Aktivität ist, während die Magenwand deutlich geschwärzt ist. Im Darm *(D)* sind die Verhältnisse umgekehrt (Autoradiographie: Brune, 1975; Brune, 1980)

Tabelle 3. Nebenwirkungen von antiphlogistischen Analgetika

Nebenwirkungen	(Inzidenz ca.)	Kommentare
Magen-Darm-Trakt: Übelkeit, Schmerzen, Durchfälle, Verstopfung, Blutungen, Ulzerationen (bes. bei Azetylsalizylsäure)	(10%)	Bei vorbestehender Ulkuskrankheit sind analgetische Säuren nach Möglichkeit zu vermeiden.
Niere:H_2O und Salzretention: Selten: Papillenschäden und interstitielle Nephritiden	(5%)	Diese Schäden werden häufig nicht erkannt. Analgetische Säuren scheinen wesentlich mit zum Krankheitsbild der „Phenacetin-Niere" beizutragen (Kombination mit Phenacetin).
Blut: Hemmung der Plättchenaggregation bes. bei Azetylsalizylsäure	(100%)	Dieser Effekt ist praktisch nur für Azetylsalizylsäure relevant. Er kann zur Prophylaxe von Thrombosen ausgenützt werden.
Allergische Reaktionen: Pruritus, Rhinitis, Asthma	(5%)	Es gibt echt allergische Reaktionen (Antikörper nachweisbar) und pseudoallergische Reaktionen durch eine vermehrte Bildung und Freisetzung von Histamin und SRS-A.
Knochenmark und Leber: Agranulozytose, Leberzellschäden: Insgesamt selten		Hochdosierte Salizylattherapie beim Kind bedingt (reversible) Leberschäden. Knochenmarkschäden sind vor allem für Phenylbutazon beschrieben worden.
ZNS: a) bei Dauertherapie: Schwindel, Benommenheit, Kopfschmerzen bis zu Psychosen		Besonders typisch für Indometacin
b) bei Überdosierung (bes. Salizylate) Hör- und Sehstörungen, Fieber, Alkalose, Azidose, Koma (Salizylismus)		Unter Umständen durch Behandlung der Azidose schnell reversibel.

Tabelle 3. Fortsetzung

Nebenwirkungen	(Inzidenz ca.)	Kommentare
Bei Schwangerschaft und Geburt: Blutungen (bes. Azetylsalizylsäure)		
Verlängerte Geburt: Verschluß des Ductus arteriosus Botalli (Einzelfälle)		Kann zum Verschluß des Ductus therapeutisch ausgenützt werden.
Interaktionen mit: Antazida und anderen analgetischen Säuren, Vitamin-K-Antagonisten		Resorption eingeschränkt. Verdrängung aus EWB, verstärkte Wirkung.
Sulfonylharnstoffen, Herzglykosiden, Diuretika		Klinische Bedeutung sehr fraglich, verminderte Wirksamkeit.
		Diese Interaktionen sind quantitative Probleme. Je höher eine analgetische Säure dosiert werden muß, um so wahrscheinlicher sind Interaktionen.
B) Nichtsäuren		
Anilinderivate: Phenacetin: Methämoglobinbildung		Wird kaum noch klinisch verwendet. Nur beim Säugling und Kleinkind von Bedeutung
Nierenschäden (interstitielle Nephritis), Harnwegstumoren (?)		Kausalität nicht gesichert, da Phenacetin meist in Kombination mit anderen Analgetika verwendet wurde. Daß Anilinderivate zur Entstehung von Harnwegstumoren beitragen können, ist unbewiesen.
Paracetamol: Leber- und Nierenzellnekrosen (Dosen < 10 g) oder bei chronischen Abusus		Tritt praktisch nur bei Überdosierung (Suizid) auf. Kann verstärkt werden durch gleichzeitige Einnahme

Nebenwirkungen	(Inzidenz ca.)	Kommentare
Nierenschäden (nicht gesichert)		metabolismuspflichtiger Pharmaka (z. B. Salizylamid). Sofortige Gabe von N-Azetylzystein kann lebensrettend wirken.
Pyrazolonderivate: Phenazon und Aminophenazon verschwinden aus dem Handel		
Propyphenazon: Alle Nebenwirkungen wie Metamizol (s. u.) Ausnahme: Die hypothetische karzinogene Wirkung		Propyphenazon trägt nicht zur Bildung von Nitrosaminen (Karziogene) im Magen bei.
Metamizol: Agranulozytose		Die Inzidenz bleibt unklar, vermutlich etwa 1 Fall auf 500000 Dosen.
Allergische Reaktionen (Hauteffloreszenz, Asthma usw.), Schock (Blutdruckabfall, Koma)		Vor allem bei i. v.-Applikation, aber auch (selten) bei p. o.-Applikation

her nicht bekannt, ob durch eine frühzeitige Verhinderung einer Azidose auch kindliche Leberschäden verhindert werden können.

Aufgrund all dieser Befunde glauben wir, daß der erste Teil unserer Hypothese recht gut gesichert ist. Der zweite Teil besagt nun folgendes:

2. Antirheumatische Säuren haben keinen spezifischen, molekular definierbaren Rezeptor. Ähnlich wie bei Lokalanästetika und Inhalationsnarkotika können sie bei genügend hoher Konzentration die Funktionen von Makromolekülen (z. B. Enzymen) stören und hemmend in die vielfältigen zellulären Interaktionen im entzündeten Gewebe eingreifen.

Dieser Teil unserer Hypothese ist grundsätzlich schwer zu beweisen, denn das Fehlen von Spezifität ist nicht beweisbar, sondern kann nur wahrscheinlich gemacht werden.

Zum jetzigen Zeitpunkt scheint uns das Fehlen von Spezifität in der Tat wahrscheinlich, denn:

- Antiphlogistische Säuren sind keine kompetitiven Inhibitoren z.B. der Zyklooxgenase, d.h. des Schlüsselenzyms der Prostaglandinsynthese (FLOWER 1974).
- Rezeptoren mit hoher Affinität zu Antiphlogistika konnten trotz intensiver Bemühungen nicht isoliert werden.
- Die Geschichte zeigt, daß antiphlogistische Säuren auch die Freisetzung und/oder die Wirkung anderer Entzündungsmediatoren hemmen und komplexe Zellfunktionen beeinflussen können (FLOWER 1974; BRUNE et al. 1976; BRUNE u. LANZ 1984).

Genaueres über die Haltbarkeit dieses Teils der Hypothese werden wir aber erst dann wissen, wenn es uns gelingt, die komplizierten Interaktionen im entzündeten Gewebe (s. Abb. 2) Schritt für Schritt unter den kontrollierbaren Bedingungen der Zellkultur nachzuvollziehen. Erst dann wird es möglich sein, die wichtigsten Aspekte der Wirkung von Antiphlogistika zu erfassen. Diese Forschung beginnt gerade erst. Sie wird langwierig und schwierig sein, denn wie Abb. 2 zeigt, sind die Verhältnisse im entzündlichen Gewebe kompliziert und die möglichen zellulären Interaktionen zahlreich. Es ist aber zu hoffen, daß die Ergebnisse dieser Forschung uns schließlich erlauben werden, selektiv in einen spezifischen Entzündungsprozeß wie z.B. Arthritis rheumatica einzugreifen, und zwar durch spezifische, also nebenwirkungsärmere Pharmaka. Bis dahin aber müssen wir versuchen, aufgrund des vorhandenen Wissens die vermutlich insgesamt multifaktoriell wirksamen Antirheumatika (Säuren, Steroide und zytotoxische Substanzen, s. Tabelle 1) optimal einzusetzen und zu dosieren. Die hier dargestellten Erkenntnisse, z.B. über die Verteilung dieser Substanzen im Organismus, können aber schon heute das Verständnis des praktischen Arztes erweitern und dadurch seine Therapie mit Antiphlogistika verbessern.

So kann man z.B. aus pharmakologischer Sicht feststellen, daß *prinzipiell die antiphlogistischen analgetischen Säuren zur Therapie bei akuten Wurzelreizsymptomen bei Bandscheibenschäden geeignet sind.* Die Auswahl muß der behandelnde Arzt nach folgenden Kriterien durchführen:

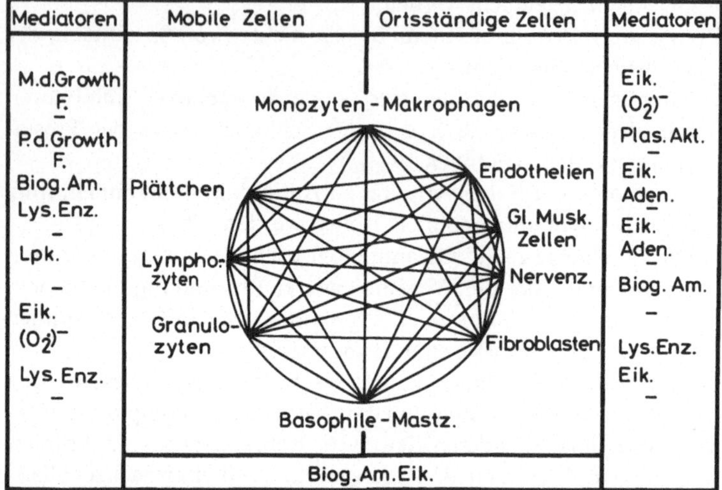

Abb. 2. Versuch, die komplexen Interaktionen zwischen den verschiedenen Zelltypen im entzündeten Gewebe darzustellen. Alle Zellen beeinflussen sich durch die Freisetzung und Bildung von Überträgersubstanzen gegenseitig. Einige dieser Überträgersubstanzen (Mediatoren) sind bekannt. (*Eik.* = Metaboliten der Arachidonsäure; *Aden.* = Derivate des Adenosins; *Biog. am.* = biogene Amine: Histamin, Serotonin, Noradrenalin usw.; *Lys. Enz.* = lysosomale Enzyme; *Lpk.* = Lymphokine; *M. d. Growth* = Wachstumsfaktoren aus Makrophagen bzw. Blutplättchen (*P. d. Growth*)) (BRUNE, 1980)

1. Besteht bei dem zu behandelnden Patienten ein besonderes Nebenwirkungsrisiko? So ist z. B. bei Patienten mit Blutgerinnungsstörungen Azetylsalizylsäure ungeeignet. Besteht eine deutlich eingeschränkte Nierenfunktion, sind alle Pharmaka dieser Gruppe nur sehr vorsichtig zu dosieren. Besonders sorgfältig muß aber der Einsatz der antiphlogistischen Analgetika erwogen werden, die sich durch eine besonders lange Halbwertzeit (z. B. Phenylbutazon, Piroxicam und Isoxicam) auszeichnen. Alle antiphlogistischen Analgetika sind ungeeignet, wenn floride Magen-Darm-Ulzera bestehen; denn auch die parenterale Applikation führt dazu, daß diese Pharmaka vom Blutweg aus mit der Galle in den Magen-Darm-Trakt hineingelangen und – wenn auch in vermindertem Umfang – ulzerogen wirken.

2. *Besteht das Risiko von Arzneimittelinteraktionen?* Viele ältere Patienten werden chronisch mit einer Vielzahl von Pharmaka behandelt. Wenn diese Patienten aufgrund einer akuten Wurzelreizsymptomatik mit antiphlogistischen Analgetika behandelt werden müßten, besteht das Risiko von Arzneimittelinteraktionen. Besonders gefährlich sind die Arzneimittelinteraktionen mit Vitamin-K-Antagonisten. Hier sind es besonders die hochdosierten antiphlogistischen Säuren, wie Azetylsalizylsäure, Phenylbutazon, Diflunisal und Naproxen, von denen Interaktionen mit Vitamin-K-Antagonisten relativ häufig beschrieben worden sind. Grundsätzlich können aber alle antiphlogistischen Analgetika zu Interaktionen mit Vitamin-K-Antagonisten führen. Ähnliche Interaktionen, wenn auch weniger gravierend, können zwischen antiphlogistischen Säuren und oralen Antidiabetika auftreten. Im Vergleich zu diesen Interaktionen sind die beschriebenen Hemmungen der Wirksamkeit von Antiepileptika und Antihypertensiva (Diuretika) als gering einzustufen. Von einzelnen antiphlogistischen Säuren ist auch eine gelegentliche Verbesserung der Resorption von Herzglykosiden beobachtet worden. Diese anscheinend sehr seltene Nebenwirkung sollte bei der Therapie mitbedacht werden.

3. *Sind bestimmte antiphlogistische Analgetika bei bestimmten Patienten mit einer bandscheibenbedingten Wurzelreizsymptomatik besonders geeignet?* Diese Frage kann vom Pharmakologen nicht beantwortet werden. Sicher aber kennt der erfahrene Orthopäde seine Patienten und weiß, daß z. B. bei einem Patienten die Wurzelreizsymptomatik im allgemeinen bereits nach 2–4 Tagen verschwindet. Es erscheint fraglich, ob man bei diesen Patienten zu antiphlogistischen Säuren mit sehr lang anhaltender Verweildauer im Organismus (Phenylbutazon, Piroxicam und Isoxicam) greifen sollte.

4. *Gibt es bei der Bandscheibensymptomatik eine Indikation für die Injektion antiphlogistischer Gemische?* Bei der Beantwortung dieser Frage wird der Pharmakologe vermutlich zu anderen Schlüssen kommen als der praktisch tätige Orthopäde. Die in Deutschland übliche intramuskuläre Applikation von Mischpräparaten, die typischerweise antiphlogistische Säuren, Glukokortikoide, Lokalanästhetika und ggf. noch Vitamine enthalten, erscheint mir persönlich wenig empfehlenswert. Die Gründe sind ganz knapp zusammengefaßt: Eine nachweisbare Wirkungspotenzierung durch diese Kom-

ponenten tritt nicht auf. Alle antiphlogistischen Bestandteile, d.h. die antiphlogistischen Säuren und die Glukokortikoide werden auch bei oraler Applikation schnell und vollständig resorbiert. Die parenterale Applikation bietet also keinen Vorteil. Auch die Verminderung der gastrointestinalen Irritation durch die antiphlogistischen Säuren bei parenteraler Gabe ist gering, vermutlich weil auch die parenteral applizierten Säuren mit der Galle in den Dünndarm ausgeschieden und von dort erneut resorbiert werden (mehrfache entero – hepatische Rezirkulation). Hingegen erlaubt die parenterale Applikation der Glukokortikoide nicht die heute allgemein als wichtig anerkannte zirkadiane Applikation. Die übrigen Inhaltsstoffe dienen nur dazu, die lokale Irritation weniger schmerzhaft zu machen (Lidocain) oder Arzt und Patienten das Gefühl zu geben, für den Organismus etwas Gutes zu tun (Vitamine). Auf der anderen Seite führt die parenterale Applikation häufig zu gravierenden Nebenwirkungen, wie z.B. Abszessen, Muskelnekrosen, Nervenschädigungen, Mikroembolien und ähnlichem mehr.

Literatur

1. Bombardieri S, Cattani P, Ciabattoni G, Di Munno O, Pasero G, Patrono C, Pinca E, Pugliese F (1981) The synovial prostaglandin system in chronic inflammatory arthritis: Differential effects of steroidal and nonsteroidal anti-inflammatory drugs. Br J Pharmacol 73: 893–901
2. Bonta IL, Bult H, vd Ven LLM, Noordhock J (1976) Essential fattay acid deficiency: A condition to discriminate prostaglandin and non-prostaglandin mediated components of inflammation. Agents and Actions 6: 154–164
3. Brune K (1980) Antirheumatika, Prostaglandine und Entzündungen. Schweiz Rundschau Med 69: 1888–1899
4. Brune K (1983) Analgetika, Antiphlogistika. In: Estler CJ (Hrsg) Lehrbuch der allgemeinen und systematischen Pharmakologie. Schattauer, Stuttgart
5. Brune K, Lanz R (1984) Non-opioid analgesics. In: Kuhar MJ, Pasternak GW (eds) Analgesics: Neurochemical, behavioral and clinical perspectives. Raven, New York, pp 149–173
6. Brune K, Rainsford KD (1979) New trends in the unterstanding and development of anti-inflammatory drugs. In: Trends in pharmacol sc 1: 95–97
7. Brune K, Glatt M, Graf P (1976) Mechanism of action of anti-inflammatory drugs. Gen Pharmacol 7: 27–33

8. Brune K, Gubler H, Schweitzer A (1979) Autoradiographic methods for the evaluation of ulcerogenic effects of anti-inflammatory drugs. Pharmacol Ther [B] 5: 199–207
9. Brune K, Peskar BA, Rainsford KD (1979) Prostaglandin release from macrophages: Modulation by anti-inflammatory drugs. In: Rainsford KD, Ford-Hutchinson AW (eds) Prostaglandins and inflammation. Agents and Actiions Supplement 6, Birkhäuser Verlag, Basel, pp 159–166
10. Brune K, Rainsford KD, Wagner K, Peskar BA (1981) Inhibition by anti-inflammatory drugs of prostaglandin production in cultured macrophages. Naunyn-Schmiedebergs Arch Pharmacol 315: 269–276
11. Burry HC, Dieppe PA, Bresnihan FB, Brown C (1976) Salicylates and renal function in rheumatoid arthritis, Br Med J 13: 613–615
12. Dale HH (1929) Some chemical factors in the control of the circulation. Croonian Lecture III. Lancet 1: 1285–1290
13. Ferreira SH, Vane JR (1974) New aspects of the mode of action of nonsteroid anti-inflammatory drugs. Annu Rev Pharmacol Toxicol 14: 57–73
14. Flower RJ (1974) Drugs which inhibit prostaglandin biosynthesis. Pharmacol Rev 26: 33–67
15. Higgs GA, Vane JR, Hart FD, Wojtulewski JA (1974) Effects of anti-inflammatory drugs on prostaglandins in rheumatoid arthritis. In: Robinson HJ, Vane JR (eds) Prostaglandin synthetase inhibitors. Raven, New York, pp 165–173
16. Oliver TK, Dyer ME (1963) The prompt treatment of salicylism with sodium bicarbonate. Am J Dis Child 99: 553–565
17. Rainsford KD, Schweitzer A, Brune K (1981) Autoradiographic and biochemical observations on the distribution of non-steroid anti-inflammatory drugs. Arch Int Pharmacodyn Ther 250: 180–194
18. Rainsford KD, Schweitzer A, Brune K (1983) Distribution of the acetyl compared with the salicyl moiety of acetylsalicylic acid. Biochem Pharmacol 32: 1301–1308
19. Samuelsson B (1981) Leucotrienes: Mediators of allergic reactions and inflammation. Int Arch Allergy Appl Immunol [Suppl 1] 66: 98–106
20. Smith MJH (1978) Aspirin and prostaglandins: Some recent developments. Agents and Actions 8: 427–429
21. Vane JR (1971) Inhibition of prostaglandin synthesis as a mechanism of action for Aspirinlike drugs. Nature 231: 232–235
22. Vane JR (1978) The mode of action of Aspirin-like drugs. Agents and Actions 8: 430–431
23. Weissmann G, Smolen JE, Korchak H (1980) Prostaglandins and inflammation: Receptor/cyclase coupling as an explanation of why PGEs and PGI_2 inhibit functions of inflammatory cells. In: Samuelsson B, Ramwell PW, Paolett R (eds) Advances in prostaglandin and thromboxane research, vol 8. Raven Press, New York, p 1637–1653

Die medikamentöse Behandlung der Bandscheibenerkrankung

K. Christiani

Das klinische Bild der lumbalen Bandscheibenerkrankung wird durch ein vertebrales Syndrom (Lumbago) und/oder durch eine radikuläre Symptomatik (Lumbo-Ischialgie) geprägt. Die Lumbago äußert sich in einer schmerzhaften Bewegungseinschränkung der Lendenwirbelsäule mit Verspannung der paravertebralen Muskulatur. Bei der Lumbo-Ischialgie kommt es neben den vom Rücken ausstrahlenden Schmerzen zu Nervenwurzelreiz- bzw. Ausfallerscheinungen. Als pathogenetisch wirksame Faktoren sind Lockerungen der Bewegungssegmente, fixierte Wirbelfehlstellungen oder Verlagerungen von Bandscheibengewebe zu nennen.

Die Therapie der lumbalen Diskushernie ist nur in einem geringen Prozentsatz operativ, in der überwiegenden Anzahl der Fälle reicht ein konservatives Vorgehen. Konservativ behandeln bedeutet, den Circulus vitiosus Schmerz – Muskelverspannung – Fehlhaltung – Schmerz zu durchbrechen. In das Therapiekonzept müssen daher verschiedene Behandlungsmethoden einbezogen werden, wobei nach Jensen (1965) drei Gesichtspunkte besonders herauszustreichen sind:

- Reizminderung durch Schmerzausschaltung und Dämpfung des Vegetativums,
- Förderung der Durchblutung,
- systematisch aufgebaute Übungen der statischen und dynamischen Funktionen der Wirbelsäule

Um dieses Grundprinzip zu verwirklichen, kommen verschiedene Behandlungsmethoden wie medikamentöse, physikalische und chiropraktische Maßnahmen in Frage. Wie und in welchem Ausmaß die einzelnen Therapiemöglichkeiten einzusetzen sind, muß jeweils individuell entschieden werden, wobei mitentscheidend ist, ob es sich um ein akutes, subakutes oder chronisches Stadium der Bandscheibenerkrankung handelt. Wenn im folgenden nur auf die medikamentöse Therapie eingegangen wird, so muß herausgestellt werden, daß sie nur einen Teilaspekt darstellt und nicht losgelöst von den anderen Behandlungsmethoden gesehen werden darf.

Akutes Stadium

Bei der akut einsetzenden Lumbago oder Lumbo-Ischialgie sind zunächst palliative Maßnahmen gezeigt. Neben Wärmeanwendungen sowie einer Ruhigstellung mit Flachlagerung oder im Stufenbett sind eine medikamentöse Behandlung der Schmerzen und Muskelverspannungen sowie eine leichte Sedierung indiziert; denn auch heute noch gilt das von WOOLSEY (1966) entwickelte Prinzip: „Analgesie allein relaxiert die Muskelspasmen nicht, und Muskelrelaxanzien allein genügen nicht, den Schmerz vollständig zu lindern. Eine wirkungsvolle Therapie ist erst dann möglich, wenn gleichzeitig der Muskelspasmus relaxiert, der Schmerz gedämpft und der Patient tranquilisiert wird." Zum Einsatz gelangen daher Analgetika, Muskelrelaxanzien und Psychopharmaka.

Eine ausreichende Therapie *leichter* Schmerzzustände ist durch die Gabe von Substanzen zu erzielen, die als Hemmstoffe des Prostaglandinmechanismus eine analgetische und antiphlogistische Wirkungskomponente enthalten: Azetylsalizylsäure (Aspirin), Diclofenac (Voltaren), Indometacin (Amuno).

Steht ein *massives* Schmerzbild im Vordergrund oder muß ein kurzer Zeitraum (Stunden bis wenige Tage) bis zur operativen Entfernung eines Bandscheibenvorfalls überbrückt werden, ist der Einsatz eines zentral wirkenden Analgetikums in bestimmten Fällen nicht zu vermeiden. Bewährt hat sich das Pentazocin (Fortral), das per os (Tablette à 25 mg bzw. Kapsel à 5 mg), als Suppositorium (50 mg) oder parenteral (1 Ampulle à 30 mg) verordnet werden kann. Die Einzeldosis sollte per os 50 (–100) mg und parenteral 30 (–60) mg nicht überschreiten. Als Nebenwirkung kommen Nausea und Erbrechen vor, eine Überdosierung führt zur Hemmung des Atemzentrums. Die Ausbildung einer Abhängigkeit ist möglich.

Neben der Gabe von Analgetika sollten zur Beseitigung lokaler Muskelverhärtungen zentral angreifende Muskelrelaxanzien zum Einsatz kommen. Im Gegensatz zu den peripheren Muskelrelaxanzien wirken sie nicht an der motorischen Endplatte, sondern vielmehr an den Schaltstellen im zentralen Nervensystem, wo sie die polysynaptische Aktivität dämpfen. Dieser Stoffgruppe wird außerdem ein begleitender analgetischer und psychisch entspannender Effekt zugeschrieben. Gebräuchliche Präparate sind u. a. Diazepam (Valium) 3 × 5–10 mg, Tetrazepam (Musaril) 2–4 × 1 Tablette à 50 mg sowie Chlormezanon (Muskel Trancopal) 2–3 × 1 Tablette à 200 mg pro die. Muskel Trancopal compositum enthält 100 mg Chlormezanon und 450 mg Paracetamol.

Der zusätzliche Einsatz eines Psychopharmakons bietet sich aus zwei Gründen an: Psychopharmaka führen zu einer Veränderung des Schmerzerlebens. „Der Schmerz tut nicht mehr so weh", so daß Analgetika eingespart werden können. Zum anderen sind Psychopharmaka geeignet, den Circulus vitiosus Schmerz – Angst – Depression – Schmerz günstig zu beeinflussen, besteht doch nicht selten bei chronisch-rezidivierenden Schmerzen im Rahmen der Bandscheibenerkrankung eine leichte depressive Hintergrundsymptomatik. Verordnet werden u. a. Levomepromazin (Neurocil), Promethazin (Atosil), Thioridazin (Melleril) oder Chlorprotixen (Truxal). Eine geringe bis mittlere Tagesdosis ist ausreichend. Treten Nebenwirkungen auf, empfiehlt es sich, eine Kombination zweier Psychopharmaka vorzunehmen, da die Einzeldosis dann niedriger gehalten werden kann. Die abendliche Gabe eines Psychopharmakons bewirkt, daß auf ein Schlafmittel verzichtet werden kann. In diesem Zusammenhang sei darauf hingewiesen, daß für eine ausreichende Nachtruhe unbedingt Sorge zu tragen ist, da sonst das durch Schmerz und Bewegungseinschränkung gestörte psychische Befinden der Patienten zusätzlich belastet wird.

Zur Behandlung der Schmerzen kann auch eine Infusionstherapie mit dem FELLINGER-Tropf durchgeführt werden, der sich wie folgt zusammensetzt: 300 ml Ringerlösung, 10 ml Ronicol, 20 ml Novocain 1%, 5 ml Aspisol und 1 ml Cytobion. Die Infusionsdauer sollte etwa 2 bis 3 Stunden betragen.

Die lokale Anwendung von Steroiden und Leitungsanästetika wurde früher in großem Umfang gehandhabt und wird auch heute noch, wenn auch weitaus seltener, durchgeführt und empfohlen. So besteht die Möglichkeit, eine Regionalanästhesie durch verschiedene Methoden zu erreichen. Bei der Infiltrationsanästhesie werden segmental paravertebral Quaddeln gesetzt, eine Nervenblockade wird durch die Ausschaltung der Impulsleitung in einem Spinalnerven bewirkt (Paravertebralblockade), darüber hinaus kann eine Sakralanästhesie durch eine Peridural-Sakral-Blockade erreicht werden. Aufgrund eigener Erfahrungen läßt sich dazu sagen, daß auf die Anwendung von Lokalanästhetika zur Behandlung der akuten Bandscheibenerkrankung weitgehend verzichtet werden kann, da durch die Kombination von Analgetika, Muskelrelaxanzien und Psychopharmaka ein ausreichender therapeutischer Effekt zu erzielen ist. Nicht unerwähnt soll bleiben, daß durch Injektion von Lokalanästhetika in gereiztes Gewebe vorübergehend unangenehme Schmerzsensationen auftreten können.

Subakutes und chronisches Stadium

Die Dosierung und die Dauer der medikamentösen Behandlung richten sich selbstverständlich nach dem klinischen Bild und der Intensität der Beschwerden. Im subakuten Stadium (4.–10. Tag) kann mit der Reduktion der Analgetika begonnen werden. Muskelrelaxanzien und Psychopharmaka sollten noch kurze Zeit länger verordnet werden, um die einsetzende krankengymnastische Behandlung wirkungsvoll zu unterstützen. Von einer Dauermedikation muß dringend abgeraten werden. Zur Therapie eines gering ausgeprägten Lumbagosyndroms, bei dem eine Ruhigstellung durch Bettruhe nicht erforderlich ist, hat sich aus unserer Sicht besonders gut das Diclofenac (Voltaren) in einer Dosis von 2–3 × 50 mg täglich bewährt.
Abschließend sei erwähnt, daß wie bei allen Bettlägerigen so auch bei der Ruhigstellung durch Flach- oder Stufenbettlagerung zur Behandlung der Bandscheibenerkrankung auf eine Thromboseprophylaxe zu achten ist. Sie sollte bei älteren Patienten und bei jüngeren Kranken mit einem erhöhten Thromboserisiko durchgeführt werden, spätestens wenn die strikte Bettruhe länger als 4 Tage dauert. Hier bietet sich eine Therapie mit niedrig dosiertem Heparin an,

durch das die Übergerinnbarkeit des Blutes wirksam reduziert wird.
Im Abstand von 12 Stunden werden täglich 2 × 5000 IE Heparin-
Kalzium oder Heparin-Natrium subkutan appliziert. Ein Hyperto-
nus stellt keine Kontraindikation dar. Bei dieser Therapie konnte anhand größerer Studien eine signifikante Reduzierung tieferer Beinvenenthrombosen belegt werden. Die Behandlung mit einer low-
dose-Heparinisierung hat den Vorteil, daß eine einfache und einheit-
liche Dosierung möglich ist, Laborkontrollen allgemein nicht notwendig und Blutungskomplikationen nicht zu erwarten sind. Lediglich kleine subkutane Hämatome am Injektionsort lassen sich nicht
ganz vermeiden.

Literatur

1. Jensen H-P (1965) Der Kreuzschmerz aus der Sicht des Neurochirurgen.
   Münch med Wschr 107: 567–573
2. Woolsey RM, Tureen LL, Murphy MU (1966) The relief of muscle spasm
   and pain with chlormezanone and chlormezanone with aspirin: A blind
   cross-over study. Curr Therap Res 8, 2: 52–55

Chemonukleolyse

K. Liebig

Einleitung

Seit Mixter und Barr 1934 den lumbalen Bandscheibenvorfall als eigenständiges Krankheitsbild erkannten, wird weltweit die operative Entlastung der komprimierten Nervenwurzel mit großem Erfolg vorgenommen, wenn konservative Behandlungsmethoden versagen. Den allgemein bekannten guten Heilungserfolgen stehen jedoch Risiken gegenüber, die es geraten sein lassen, nach therapeutischen Alternativen zu suchen, bei denen gleiche Effizienz mit geringerem Risiko verbunden ist.

In den letzten Monaten haben die öffentlichen Medien – hier insbesondere die Laienpresse – in zum Teil sensationell aufgemachten Darstellungen über die Chemonukleolyse als alternative Therapie des lumbalen Bandscheibenvorfalles berichtet. Auch in den Fachkreisen fand dieses nicht-operative Verfahren des lumbalen Wurzelkompressions-Syndromes in den letzten Jahren zunehmend Beachtung, stellt es doch bei strenger Indikationsstellung und sinnvoller Abgrenzung gegen die operative Therapie eine deutliche Bereicherung des Spektrums in der Behandlung der Lumboischialgie dar.

Hirsch machte 1959 erstmals den Vorschlag, den Nucleus pulposus chemisch aufzulösen. 2 Jahre später begann Lyman Smith experimentelle Studien an Kaninchen, denen er Chymopapain in die Bandscheibe injizierte. Seine ersten klinischen Ergebnisse publizierte er 1964.

Die Chemonukleolyse ist eine medikamentöse, nicht operative, jedoch invasive Therapie des lumbalen Bandscheibenvorfalles, wobei die Substanz direkt in die betroffene Bandscheibe injiziert wird und dort ihre Wirkung entfaltet. Wenngleich heute verschiedene Substanzen angewendet werden, ist der Begriff Chemonukleolyse weit-

Tabelle 1. Vergleich von Chymopapain und Kollagenase (nach: BROWN 1983)

	Chymopapain	Kollagenase
Herkunft	Pflanze	Bakterium
Ursprung	Papaya latex	C. histolyticum
Substrat	Coreprotein des Glukosaminoglykanes	natives Kollagen, Typ I und II
Zelltoxität	keine	keine
Hersteller	Travenol Laboratorien (Discase) Shmith Laboratorien (Chymodiactin) Orthotex Laboratorien (Chemolase)	Advance Biofactures Knoll AG (Nukleolysin)
Lagerung	lyophilisiert – 20 °C 20 mg = 10 000 E	gefroren – 20 °C 600E
effektive intradiskale Dosis	4–8 mg/Diskus	300–600 E/Diskus
anderer Gebrauch	Klären von Bier Weichmacher-Fleisch in Zahnpaste und Puder in Kaugummi	Narbendebridement Gewebskulturenenpräparation Gewebetransplantation
Chance vorheriger Sensibilität	Ca. 1% der Bevölkerung	unbekannt
Allergisierung	1% auf 40 000 Patienten	O
Wirksamkeit	80% gebessert	80% gebessert

gehend verbunden mit der Verwendung von Chymopapain und dem Namen LYMAN SMITH.

Wie beim operativen Vorgehen ist das Ziel der Chemonukleolyse eine Entlastung der Nervenwurzeln von protrudiertem oder prolabiertem Bandscheibengewebe zu erreichen. Dies wird bei der Nukleolyse durch eine enzymatische Volumenreduktion des Nucleus pulposus bewirkt.

Augenblicklich stehen zur Behandlung des lumbalen Bandscheibenprolapses mit Chemonukleolyse 2 Substanzen zur Verfügung: Chymopapain und Kollagenase. Die zur Zeit größten Erfahrungen an über 55 000 Patienten liegen mit Chymopapain vor (s. Tabelle 1).

Chymopapain

Chymopapain ist das sicherste und spezifischste aller Enzyme, die in
der Lage sind, den Nucleus pulposus aufzulösen. Es besteht dabei
ein signifikanter Unterschied zwischen der diskolytischen und toxi-
schen Dosierung. Tieruntersuchungen zeigten, daß Chymopapain
keine Wirkung auf Ligamente, Muskeln, Nerven und Epiduralgewe-
be ausübt. Höhere Dosierungen von intrathekal gegebenem Chymopapain zeigten beim Versuchstier ein hohes Maß an Toxität. Es re-
sultierten subarachnoidale Blutungen, hervorgerufen durch Ruptu-
ren der Arachnoidalgefäße.

Wirkungsmechanismus

Bei dem Nucleus pulposus handelt es sich um ein Netz kollagener
Fibrillen, die mit Proteoglykan-Gel ausgefüllt sind. Wird Chymopapain intradiskal injiziert, ist die Wirkung auf den Nucleus pulposus
begrenzt. Die ungeformte Matrix wird hydrolisiert, das verflüssigte
Gel verläßt das kollagene Netzwerk. Selbst nach 12stündiger Inku-
bation bleiben dabei die kollagenen strukturierten Elemente weitgehend unverändert, die Hydrolyse des Proteoglykan-Gels verläuft dabei proportional zur Konzentration des Enzyms. Das Proteoglykan-
Gel verliert die Fähigkeit, Wasser zu binden. Damit reduziert sich
das Volumen, und der intradiskale Druck des Nucleus pulposus
sinkt, was letztlich einer Volumenverminderung gleichkommt.
Dieser biochemische Vorgang, der mit Verminderung des Quelldruk-
kes einhergeht, erklärt jedoch nur bedingt die therapeutische Wirksamkeit. Nicht alle Fragen lassen sich damit schlüssig erklären.

Kollagenase

1953 isolierte INES MANDL aus Clostridium histolyticum das proteo-
lytische Enzym Kollagenase. Erste experimentelle Untersuchungen
über die Wirkung auf das Bandscheibengewebe führte SUSSMANN
1968 durch. Kollagenase wirkt proteolytisch auf kollagene Fasern
vom Typ I und II. Seit 1979 wird als Alternative zum Chymopapain
die Kollagenase beim lumbalen Bandscheibenvorfall in einer offe-

nen klinischen Studie eingesetzt. Weltweit sind etwa 1500 Patienten mit Kollagenase behandelt worden. Eine kommerzielle Nutzung und Freigabe ist zum augenblicklichen Zeitpunkt von der Hersteller-firma noch nicht vorgesehen. Die verläßliche nukleolytische Wirkung der Kollagenase ist jedoch gut dokumentiert. Im Gegensatz zu Chymopapain greift Kollagenase die kollagenhaltigen Strukturen des Nucleus pulposus, aber auch des Anulus fibrosus und dosisab-hängig auch die des Ligamentum longitudinale posterius und der Dura mater spinalis an. Die Behandlungsergebnisse sollen mit de-nen von Chymopapain vergleichbar sein.

Indikation zur Chemonukleolyse

Das größte Problem in der Behandlung von Patienten mit lumbalem Bandscheibenvorfall ist nicht die Diagnosestellung, sondern die Ent-scheidung, welches der wirksamste einzuschlagende Weg in der Be-handlung eines jeden einzelnen Falles ist.
Die Chemonukleolyse ist dann zur Behandlung des lumbalen Bandscheibenvorfalles angezeigt, wenn dieser mit einer streng ein-seitigen radikulären Schmerzsymptomatik einhergeht, auch können leichte Paresen bestehen. Sie sollte als Alternative bei all jenen Pa-tienten erwogen werden, die zur Operation vorgesehen sind. Je stren-ger dabei die Indikationsstellung vorgenommen wird, je sorgfältiger der Patient ausgesucht wird, um so besser sind die zu erwartenden Heilungsergebnisse.

Auswahlkriterien

Folgende Auswahlkriterien wurden von MCCULLOCH und MACNAB (1983) aufgestellt.
Der Patient sollte eine eindeutige radikuläre Symptomatik aufwei-sen mit streng dermatomgebundener Schmerzausstrahlung, Sensibi-litätsstörung, Differenz der Muskeleigenreflexe und leichten bis mit-telgradigen Paresen. Das Zeichen nach Lasègue sollte unter 50 Grad auslösbar sein, es darf gekreuzt positiv sein.
Die klinische Diagnostik muß durch die apparative Diagnostik (Computertomogramm, Myelogramm oder NMR) ergänzt wer-den.

124

Die Röntgenaufnahmen der LWS dienen zum Ausschluß entzündlicher oder tumöröser Erkrankungen, mit dem Myelogramm oder Computertomogramm muß der klinisch vermutete Bandscheibenvorfall radiologisch nachgewiesen werden.

Es muß gefordert werden, daß eine mindestens 6wöchige ambulante konservative Behandlung und eine 2wöchige strenge Bettruhe durchgeführt wurden, ohne daß eine entsprechende Beschwerdeminderung aufgetreten ist. Der Patient sollte in der Regel nicht jünger als 16 und nicht älter als 60 Jahre sein. Die Ischialgie muß im Vordergrund stehen. Der Kreuzschmerz sollte deutlich geringer sein.

Kontraindikationen

Es besteht eine Vielzahl von Kontraindikationen gegen die Chemonukleolyse. Werden diese nicht beachtet, ist das Fehlergebnis vorprogrammiert. Von der Chemonukleolyse sind auszuschließen alle Patienten, die eine allergische Diathese besitzen und insbesondere solche, bei denen allergische Reaktionen gegen die Papayafrucht, gegen „meat tenderizer" oder Chymopapain bekannt sind (s. Tabelle 2).

Generell von der Chemonukleolyse müssen Patienten ausgeschlossen werden, die schwerwiegende neurologische Defizite aufweisen, z. B. Cauda-equina-Syndrom, ausgeprägte motorische Paresen der unteren Extremität – seien sie ein- oder beidseitig – sowie progressive neurologische Defizite.

Desweiteren soll die Chemonukleolyse nicht bei schwangeren Frauen vorgenommen werden, da die Wirkung von Chymopapain auf Plazenta und Kind nicht bekannt ist.

Patienten mit M. Bechterew, rheumatischen Erkrankungen, schlechtem Allgemeinzustand, Spondylitis, Spondylodiszitis, Drogenabhängigkeit und Diabetes mellitus sollten ebenfalls nicht mit Chemonukleolyse behandelt werden. Weniger erfolgversprechend ist die Therapie bei Patienten mit spinaler Stenose, engem Recessus lateralis, Spondylolisthesis, Instabilitas intervertebralis; zudem bei einer Anamnesedauer, die weit über 1 Jahr verläuft, bei voroperierten Patienten, die möglicherweise einen Rezidivprolaps aufweisen, sowie psychisch auffälligen Patienten und Patienten mit einem erkennbaren Rentenbegehren.

Tabelle 2. Kontraindikationen für Chemonukleolyse

A mit Chymopapain
   Allergie gegen Papaya, Fleischweichmacher oder Chymopapain

B mit Kollagenase
   Kontakt mit Salben, die Kollagenase enthalten
   vorherige schwere Wundinfektionen
   vorherige Kollagenaseinjektionen

C ausgeprägte neurologische Defizite
   Cauda-Equina-Syndrom
   schwere motorische Paresen der unteren Extremität – ein- oder beidseitig
   progressive neurologische Defizite

D Zusätzliche Diagnosen
   Schwangerschaft
   Spondylitis ankylosans
   Rheumatoide Arthritis
   schlechter Allgemeinzustand (Alkohol-, Medikamenten-, Drogenabusus)
   Insulinabhängiger Diabetes Mellitus

E Differentialdiagnose
   Verdacht eines Rückenmarktumors
   Liquoreiweiß über 80 mg%
   Verdacht auf Diszitis oder Spondylitis
   Wirbelmetastasen

F Röntgenbefunde
   Kompletter oder inkompletter KM-Stop im Myelogramm
   Zervikale Bandscheibenvorfälle
   Spondylolisthesis
   spinale Stenose
   enger Recessus lateralis
   suspekte Diskographie

G psychogene Schmerzausstrahlung verbunden mit schwerer Depression,
   hysteroiden Symptomen oder Zeichen für Psychosen, Neurosen

Nebenwirkungen

Eine ernstzunehmende und in der Literatur beschriebene Nebenwirkung bei der Anwendung von Chymopapain ist die allergische Reaktion und der anaphylaktische Schock. Bei 0,03–0,17% aller mit Chymopapain behandelten Patienten konnte der anaphylaktische Schock beobachtet werden, die allergische Reaktion bei etwa 1–3%

aller Patienten. Auffällig ist die Häufung insgesamt bei Frauen. Der anaphylaktische Schock setzt in den ersten 15 Minuten nach intradiskaler Injektion von Chymopapain ein, so daß die Chemonukleolyse mit Assistenz des Anaesthesisten oder eines erfahrenen Intensivmediziners durchgeführt werden sollte.

Etwa 3–7 Tage nach der Chemonukleolyse können die Patienten noch unter allergischen Spätreaktionen leiden, die sich als Schwindel, Übelkeit, Kopfschmerz, Juckreiz, Erbrechen oder mäßiges Unwohlsein ausdrücken. Spätere Reaktionen sind nicht bekannt.

Noch nicht sicher geklärt ist die Frage, ob unter der Allgemein- oder Lokalanästhesie anaphylaktische Reaktionen seltener auftreten. Neuere Beobachtungen deuten darauf hin, daß unter Lokalanästhesie anaphylaktische Schockreaktionen seltener auftreten sollen.

Technik

Prinzipiell kann die Chemonukleolyse in Allgemein- oder Lokalanästhesie durchgeführt werden. An unserer Klinik bevorzugen wir noch die Allgemeinanästhesie, da bei der beschriebenen, jedoch von uns noch nicht beobachteten anaphylaktischen Schocksituation schneller die geeigneten Maßnahmen getroffen werden können. Der technische Ablauf gliedert sich grundsätzlich in zwei Schritte:

Der Patient wird auf die linke Seite auf dem Operationstisch gelagert. In Hüfte und Knie werden die Beine rechtwinkelig gebeugt, unter das Becken wird ein kleines Kissen gelegt, um die Lendenwirbelsäule parallel zum Tisch lagern zu können, und die Bewegungssegmente rechts ein wenig aufklaffen zu lassen (s. Abb. 1). Unter Röntgen-Bildverstärker-Kontrolle wird nun 10 bis 12 cm paravertebral rechts der Mittellinie in einem Winkel zwischen 45 bis 60 Grad die Haut punktiert und eine 18-Gauge-Nadel bis zum Bandscheibenraum vorgeschoben. Mit einer 22-Gauge-Nadel, die in der Spitze leicht gebogen ist, wird nun die Bandscheibe von lateral so anpunktiert, daß die Nadel – in beiden Ebenen röntgenologisch überprüft – in der Mitte der Bandscheibe positioniert werden kann (Zweinadeltechnik). Es wird nun die Diskographie vorgenommen. Damit läßt sich die Nadellage nochmals kontrollieren und das Ausmaß der Bandscheibendegeneration überprüfen. Die gesunde Bandscheibe

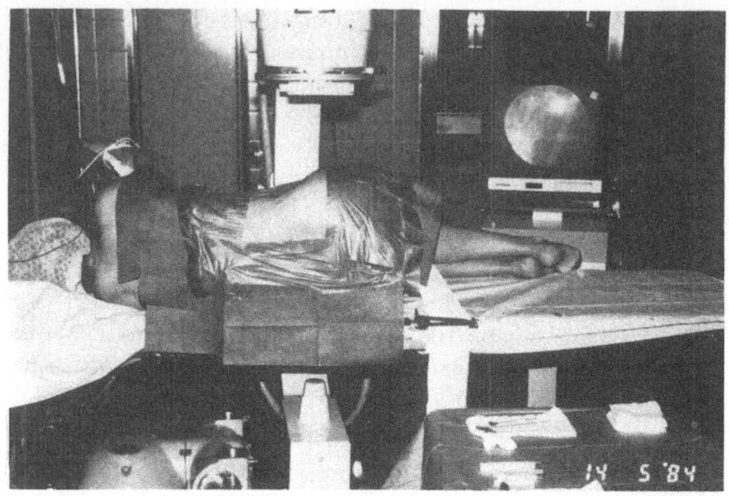

Abb. 1. Lagerung des Patienten zur Chemonukleolyse unter Op-Bedingungen

weist dabei einen ganz typischen, eher kreisrunden bis bohnengroßen Kontrastmittelfleck auf, während in der degenerierten Bandscheibe ein breites Kontrastmittelband liegt. Fließt das Kontrastmittel dabei in den Spinalkanal ab, muß der Verdacht eines sequestrierten Bandscheibenprolapses mit Perforation des hinteren Längsbandes geäußert werden. Bei diesen Patienten wird die Chemonukleolyse nicht vorgenommen, um zu vermeiden, daß intradiskal eingefülltes Chymopapain über die Perforationsstelle in den Spinalkanal und damit auf die Nervenwurzeln einwirken könnte (s. Abb. 2).

Da zwischen jodhaltigen Kontrastmitteln und Chymopapain eine kompetitive Hemmung besteht, kann die intradiskale Instillation erst nach etwa 15 Minuten Wartezeit vorgenommen werden. Durchschnittlich können dabei sogar 2,0–2,5 ml – das entspricht ca. 5000 E. der Enzymaktivität – in den Bandscheibenraum injiziert werden (s. Abb. 3).

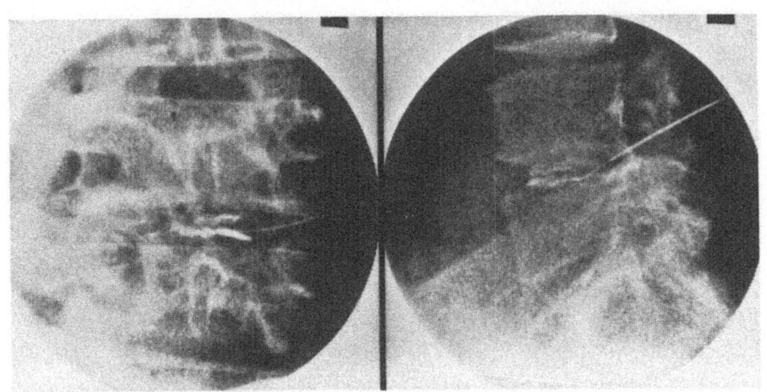

Abb. 2. Diskographie der Bandscheibe L4/5 im ap- und seitlichen Strahlengang. Beachte das breite Kontrastmittelband!

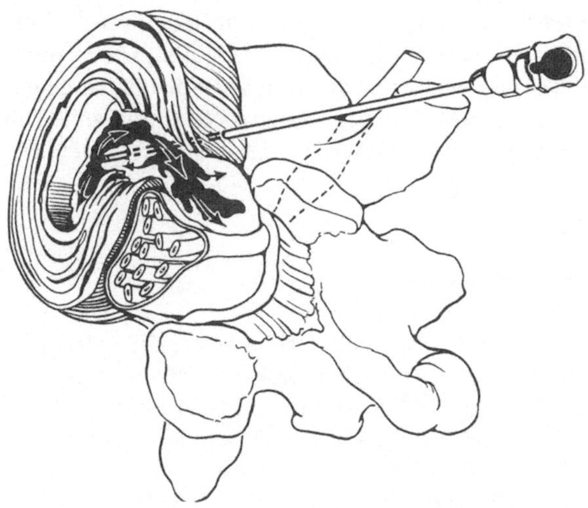

Abb. 3. Instillation des Enzymes vom lateralen Zugang (aus: Brown 1983)

Ergebnisse

Weltweit dürften bis heute 55 000 Patienten mit Chemonukleolysen behandelt worden sein. Große statistische Untersuchungen aus Kanada, den USA und Australien ergeben, daß mit einer Heilungsquote zwischen 76% und 82% zu rechnen ist. Diese Patienten sind auf Dauer beschwerdefrei. Damit sind die guten Ergebnisse der Chemonukleolyse prozentual den guten Ergebnissen der operativen Dekompression gleichzustellen.

Etwa 18% bis 20% aller Chemonukleolyse-behandelten Patienten müssen nachoperiert werden. Der Erfolg der Chemonukleolyse hängt nicht nur von ihrer technischen Durchführung, sondern auch von einer strengen Indikationsstellung ab. Fehlschläge können möglicherweise dadurch entstehen, daß ein kurz vor der Sequestrierung stehender Bandscheibenprolaps durch die intradiskale Injektion zusätzlicher Flüssigkeit sequestriert wird und sich so der Einwirkung des Enzyms entzieht bzw. die Wurzelkompression verstärkt. Da dies durchaus einmal dramatisch verlaufen kann, sollte die Chemonukleolyse nur von denjenigen Therapeuten vorgenommen werden, die von der Ausbildung sowie von der apparativen und räumlichen Ausstattung her befähigt sind, Bandscheibenoperationen sofort vornehmen zu können.

Nachbehandlung

Bereits nach Ausleitung der Narkose geben 90% der Patienten an, daß sie ihre ischialgischen Beschwerden vollständig verloren haben. Vorübergehend können vermehrt Rückenschmerzen nach der intradiskalen Injektion auftreten. 30% aller Patienten leiden bis zum 6. Tag verstärkt darunter. 50% haben innerhalb der ersten 6 Wochen nach Behandlung noch ein Steifigkeitsgefühl im Kreuz, was z. T. auch mehrere Monate anhalten kann. Krampfartige Beschwerden im Rücken unter Belastung können hin und wieder auftreten, verschwinden aber unter der Bettruhe rasch.

Zunächst hält der Patient postpunktionell strikte Bettruhe ein. Je nach Schmerzsymptomatik erfolgt dann die Mobilisierung zwischen dem 3. und 5. Tag, die begleitet ist von einer krankengymnastischen

Übungsbehandlung nach BRUNKOW, die wesentlich zur Stabilisierung der Rücken- und Bauchmuskulatur sowie zur Haltungskontrolle beiträgt.

Durchschnittlich 10 Tage nach der Injektion kann der Patient aus der Klinik in die häusliche Umgebung entlassen werden und entscheidet dann nach eigenem Befinden, inwieweit er täglich seine körperliche Belastung steigert. Dabei ist längeres Sitzen strikt untersagt. Der Patient wird angehalten, lange zu schlafen, spät aufzustehen, relativ früh ins Bett zu gehen und mittags eine längere Ruhepause einzuhalten. Spaziergänge von unterschiedlicher Dauer sind erwünscht und können nach eigenem Empfinden vorgenommen und in der Zeit ausgedehnt werden.

Nach 6 Wochen erfolgt die Kontrolluntersuchung, bei der im Rahmen der Befundüberprüfung entschieden wird, ob die Chemonukleolyse den gewünschten Erfolg gebracht hat oder ob die operative Intervention noch erforderlich ist. Nur wenige Patienten benötigen postoperativ muskelrelaxierende und antiphlogistisch-analgetische Medikamente, die wir nicht regelmäßig, sondern nach Anforderung des Patienten verabfolgen. Bei lumbaler Instabilität ist mitunter die äußere Fixierung durch ein Überbrückungsmieder angezeigt.

Die volumenreduzierende Wirkung des Chymopapains auf den Nucleus pulposus läßt sich bei röntgenologischen Verlaufskontrollen der LWS dokumentieren. Hier kommt es erstaunlich häufig zu einer Verschmälerung der behandelten Bandscheibe im Verlauf der nächsten Wochen, jedoch sind Restitutionen bis zur alten Bandscheibenhöhe zum Teil nach Abschluß des 1. Jahres beschrieben (s. Abb. 4).

Computertomographische Untersuchungen 3 Monate post injectionem zeigen, daß es zu einer Retraktion des Bandscheibenprolapses kommt und epidurales Fettgewebe im Bereich der Nervenwurzel wieder nachweisbar ist.

Der Patient muß darauf hingewiesen werden, daß der Bandscheibenprolaps nicht sofort verschwindet, sondern daß die Retrahierung zeitabhängig verläuft und bis zu 1 Jahr dauern kann.

Die Chemonukleolyse ist ein sicheres, wenig invasives Verfahren mit geringerem Risiko als die operative Dekompression, kostengünstiger und mit kürzerer Verweildauer versehen, sowie von rascher Rehabilitation begleitet. Im Gegensatz zur Operation darf mit weniger Narbenadhäsionen gerechnet werden, mit weniger Post-Nukleotomie-

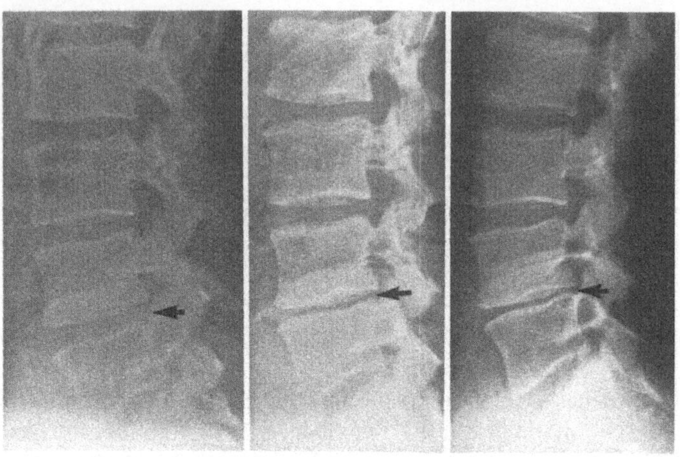

Abb. 4. Röntgenaufnahmen der LWS im seitlichen Strahlengang, Verlaufs-
kontrolle nach Chemonukleolyse L4/5 mit zunehmender Verschmälerung
des Bandscheibenraumes innerhalb von 6 Wochen

Syndromen und weniger Facettensyndromen. Bei sorgfältiger und
strenger Indikationsstellung und unter Beachtung der Kontraindikation muß man die Chemonukleolyse der operativen Behandlung des
lumbalen Bandscheibenvorfalles zunächst vorziehen, zumal der Patient bei Mißerfolg der Chemonukleolyse bis auf eine zeitliche Ver-
zögerung keine Nachteile erleidet, und die Operationsergebnisse
nach Chemonukleolyse nicht schlechter sind als bei unbehandelten
Patienten.
Die Chemonukleolyse scheint faszinierend in der Therapie des lumbalen Bandscheibenprolapses, nicht nur wegen der klinischen Möglichkeiten, sondern auch der biochemischen Beeinflussung von Bin-
degewebsstrukturen.

Literatur

1. Bradford DS, Cooper KM, Oegema TR (1983) Chymopapain, chemonucleolysis, and nucleus pulposus regeneration. J Bone Joint Surg 65-A:
   1220–1231

2. Bromley JW, Gomez JG (1983) Lumbar intervertebral discolysis with collagenase. Spine 8: 322–324
3. Bromley JW, Hirst JW, Osman M, Steinlauf P, Gennace RE, Stern H (1980) Collagenase – an experimental study of intervertebral disc dissolution. Spine 5: 126–132
4. Brown MD (1983) Intradiscal therapy – chymopapain or collagenase. Year Book Medical Publishers, Chicago London
5. Day PL (1974) Early, interim and long term observations on chemonucleolysis in 876 patients with special comments on the lateral approach. Clin Orthop 99: 64–69
6. Fraser RD (1982) Chymopapain for the treatment of intervertebral disc herniation. Spine 7: 608–612
7. Görge HH, Curio G, Brock M (1984) Chemonukleolyse als Alternative zur offenen chirurgischen Behandlung des lumbalen Bandscheibenvorfalls. DMW 109: 68–72
8. Hall BB, McCulloch JA (1983) Anaphylactic reactions following the intradiscal injection of chymopapain under local anesthesia. J Bone Joint Surg 85-A: 1215–1219
9. Hejna WF, Sinkora G (1983) Chemonucleolysis of herniated lumbar discs. Am Family Physician 27: 97–103
10. Hirsch C (1959) Studies on the pathology of low back pain. J Bone Joint Surg 41-B: 237
11. Javid M (1980) Treatment of herniated lumbar disc syndrome with chymopapain. JAMA 243: 2043–2048
12. Lenz G, Bromley JW, Gomez J (1984) Die Discolyse lumbaler Bandscheibenvorfälle mit Kollagenase. In: Hohmann D, Kügelgen B, Liebig K, Schirmer M (Hrsg) Neuroorthopädie 2, Springer, Berlin Heidelberg New York Tokyo, S. 510–516
13. Mandl I, MacLennan J, Howes E (1953) Isolation and characterization of proteinase and collagenase from cl. histolyticum. J Clin Invest 32: 1312
14. McCulloch JA, Macnab I (1983) Sciatica and chymopapain. Williams & Wilkens, Baltimore London
15. Mixter WJ, Barr JS (1934) Rupture of the intervertebral disc with involvement of the spinal canal. N Engl J Med 211: 210
16. Oppel F, Goerge HH, Curio G, Brock M (1984) Die Chemonukleolyse mit Chymopapain: Erfahrungen an 100 Fällen. In: Hohmann D, Kügelgen B, Liebig K, Schirmer M (Hrsg) Neuroorthopädie 2, Springer, Berlin Heidelberg New York Tokyo, S. 500–509
17. Quinnell RC, Stockdale HR (1983) The use of in vivo lumbar discography to assess the clinical significance of the position of the intercrestal line. Spine 8: 305–307
18. Smith L (1964) Enzyme dissolution of the nucleus pulposus in humans. Jama 18: 137
19. Sussman BJ, Bromley MW, Gomez JC (1981) Injection of collagenase in the treatment of herniated lumbar disc. Jama 245: 730–732
20. Sutton JC (1983) Chemonucleolysis. In: Cauthen JC (ed) Lumbar spine surgery. Williams & Wilkins, Baltimore London

Operative Behandlung der lumbalen
Bandscheibenerkrankung:
Indikation, Erfolgsaussichten; der operierte
Bandscheibenkranke als Problempatient

R. FAHLBUSCH und T. v. POSCHINGER

Einleitung

In der Bundesrepublik wurden nach Schätzungen (WENKER und
SCHIRMER 1979) Mitte der 70er Jahre etwa 16000 lumbale Bandscheibenoperationen pro Jahr durchgeführt, und zehnmal soviele
Patienten, etwa 150000, wegen Bandscheibenvorfällen behandelt. In
den USA ist die Operationsbereitschaft noch größer: Hier werden
pro Kopf der Bevölkerung etwa 4mal soviel Bandscheibenoperationen durchgeführt wie bei uns (TEW 1982).
Die wohl steigende Operationsbereitschaft ist zwar von 90% sehr guten bis befriedigenden Operationsergebnissen begleitet (HERRMANN
u. LOEW 1984). Diesen stehen aber auch 10% erfolglos Operierte und
damit eine wachsende Anzahl von Problempatienten gegenüber.
Die scheinbar einfach gewordene Diagnostik durch die Computertomographie und die erweiterten operativen Möglichkeiten durch
Mikrochirurgie, neuerdings auch die von der Patientenseite aus
hochgeschraubte Erwartung in die Chemonukleolyse verbreiten Op-
timismus. Laufen wir nicht Gefahr, daß die Operationsindikation
ungebührlich ausgeweitet wird? Wie läßt sich die Zahl der Problempatienten mindern? Wann sind andererseits klare Indikationen zu
operativen Eingriffen gegeben?

Zur Degeneration der Bandscheibe

Die chirurgische Therapie des Bandscheibenvorfalls bleibt ausgerichtet auf die Restitution der komprimierten Nervenwurzeln und
der Cauda equina, das Wurzelkompressionssyndrom. Zur Erklärung

134

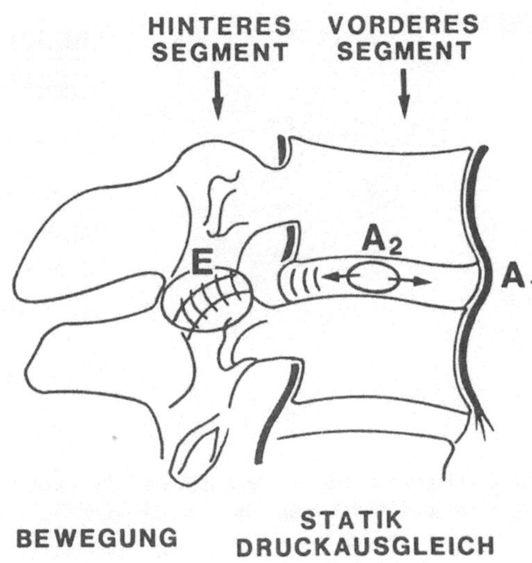

Abb. 1. Funktionelle Anatomie der Lendenwirbelsäule (modifiz. nach BOSACCO u. BERMANN 1983)

der Bandscheibenerkrankung sei eine Bemerkung zur funktionellen Anatomie vorausgeschickt (s. Abb. 1): Das vordere Segment besteht aus zwei Wirbelkörpern sowie dem Diskus intervertebralis und trägt zur Statik und zum akuten Druckausgleich bei. Das hintere Segment setzt sich aus zwei Gelenken mit Fazetten zusammen und unterhält die Beweglichkeit der LWS (s. Abb. 2).

Degeneriert die Bandscheibe, dann erfolgen nicht nur Veränderungen im vorderen Segment mit Auswölbung des Anulus fibrosus und Vorfall des Nucleus pulposus, die eine Einengung des Spinalkanals mit seinem lateralen Rezessus bewirken. Es folgt eine Spondylose an den Wirbelkanten. Auch eine Pseudospondylolisthesis und Bänderzerrung sind im vorderen Segment einzukalkulieren. Im hinteren Segment ist es die durch Höhenminderung des Intervertebralraums erhöhte Belastung der Fazetten, welche im Röntgenbild als Auftreibung der kleinen Wirbelgelenke erkennbar ist. Der Diskus selbst hat keine Schmerzfasern, hingegen das hintere Längsband und die kleinen Wirbelgelenke. Die Irritation der schmerzsensitiven Strukturen bewirkt sekundär den Muskelhartspann, der dann den eigentlichen

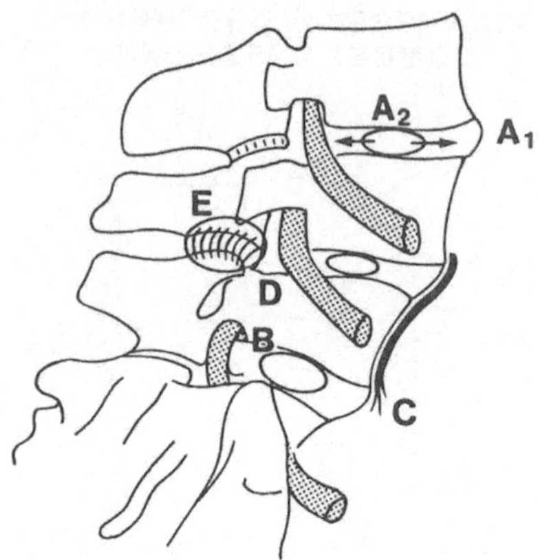

Abb. 2. Degeneration der Bandscheibe mit nachfolgenden Veränderungen im Bereich des Wirbelsegments (modifiz. nach BOSACCO u. BERMANN 1983)

akuten Kreuzschmerz des Patienten verursacht. Radikuläre Schmerzen sind stets durch Kompression der sensiblen Nervenwurzeln aufgrund mechanischer Irritation bedingt. Dieses Nervenwurzelkompressionssyndrom beinhaltet von vornherein die Möglichkeit einer operativen Intervention. Abzugrenzen davon ist der mechanisch bedingte chronische Kreuzschmerz ohne radikuläre Ausstrahlung, der aus der Sicht des Neurochirurgen stets konservativ zu behandeln ist.

Diagnostik

Mit Hilfe einer sorgfältigen Anamnese und einer exakten klinischen Untersuchung glauben manche Autoren (HARDY u. PLANK 1982), bereits bei 50–80% der Patienten mit radikulärer Symptomatik eine klinische Lokalisation des Vorfalls stellen zu können. Als erster Schritt bei der apparativen Diagnostik (s. Tabelle 1) ist die LWS-Übersichtsaufnahme in zwei Ebenen in jedem Fall erforderlich, um Entwicklungsstörungen und Anomalien im lumbosakralen Übergangsbereich festzustellen. Zum Beispiel ist die Kenntnis eines überzähligen Lendenwirbels für die Höhenfindung bei der Operation unerläßlich. Auch müssen Destruktionen bei Malignomen und Entzündungen ausgeschlossen werden.

Tabelle 1. Reihenfolge der apparativen Diagnostik beim lumbalen Bandscheibenvorfall

1. LWS – Übersicht
2. CT
3. Myelographie
4. EMG

Tabelle 2. Anwendung und Aussagekraft der CT und der Myelographie bei spinalen Prozessen

	CT	Myelographie
1 Segment	+	–
mehrere Segmente	(+)	+
diff. Lumbalgie	–	+
spinale Enge	+	(+)
Notfall	–	+
Tumorverdacht	(+)	+
Rezidiv	+	+

 + aussagekräftig, Methode der Wahl
(+) bedingt geeignet, zu aufwendig
 – zu aufwendig, jedoch hohe Aussagekraft

Die Computertomographie dominiert bei der Lokalisation von Bandscheibenvorfällen mit einer Treffsicherheit von über 90% (WENKER et al. 1984). Zusammen mit der Myelographie liegt die Treffsicherheit sogar über 95% (CLAUSSEN et al. 1982). Beide Methoden haben in der Diagnostik spinaler Prozesse Vor- und Nachteile aufzuweisen (s. Tabelle 2).

Wann aber sollte zusätzlich die Myelographie durchgeführt werden? Wir benötigen sie zusätzlich zum CT noch bei etwa 20% unserer Patienten. Eine Myelographie sollte dann immer durchgeführt werden, wenn

1. bei stark blockierter Wirbelsäule keine neurologischen Ausfälle vorliegen;
2. einseitig mehrere Nervenwurzeln betroffen sind;
3. beidseitig chronische Ischialgien bestehen;
4. bei negativem CT-Befund ein raumfordernder Prozeß im LWS-Bereich aufgrund der Klinik zu erwarten ist.

Die Gefahr besteht darin, daß zum Beispiel bei einem Patienten mit einem L4-Syndrom der Bandscheibenvorfall in Höhe von LW 3/4 erfaßt wird, das darüberliegende Wurzelneurinom jedoch nicht. Immerhin finden sich unter den operierten Patienten mit lumbalem Wurzelkompressionssyndrom bis zu 5% Conus-Cauda-Tumoren (FROWEIN u. FIRSCHING 1984).

Therapie

Natürlich ist der Nachweis eines Bandscheibenvorfalles nicht gleichbedeutend mit einer Operation. Durch konservative Therapie können bei Bandscheibenprotrusionen und leichteren Prolapsen, gemessen an Schmerzfreiheit und niedrigen Paresen, vergleichbar gute Ergebnisse erzielt werden (LEBLHUBER et al. 1984). Vor einer geplanten konservativen Therapie sollte heute durch Computertomographie ein größerer Bandscheibenvorfall, insbesondere ein freier Sequester, ausgeschlossen werden. Denn ein zu langes Hinausschieben einer Operation induziert schwer lösbare Verwachsungen des Vorfalls mit Duralsack und Wurzeln und setzt die Erholungsfähigkeit der geschädigten Nervenwurzeln deutlich herab. Aus neurochirurgischer Sicht ist es entscheidend, nicht den richtigen Operationszeitpunkt zu verpassen.

Operationsindikationen (s. Tabelle 3)

1. Absolut und sofort muß der akute Prolaps mit Cauda-Querschnittssymptomatik operiert werden. Harnverhaltung und Reithosenanästhesie sind alarmierende Zeichen.

Tabelle 3. Operationsindikationen bei lumbalen Bandscheibenvorfällen

1. akuter Prolaps mit Kauda-Querschnitts-Symptomatik	absolut, sofort
2. deutliche neurolog. Ausfälle; Paresen ohne Rückbildungstendenz	dringlich
3. therapieresistente Schmerzen nach 3–4 Wo. konservat. Therapie	erforderlich
4. häufig rezidivierende Schmerzen	relativ

138

2. Deutliche neurologische Ausfälle, Paresen ohne Rückbildungstendenz sollten dringlich operiert werden. Dies gilt insbesondere für den sogenannten Wurzeltod, für den das Schlagwort gilt: „Schmerz weg – Fuß hängt".
3. Sollten nach drei Wochen einer intensiven, in der Regel stationären konservativen Therapie die Schmerzen weiterbestehen, sollte operiert werden.
4. Eine relative Indikation gilt für den Patienten mit häufig rezidivierenden Schmerzen, die ihn zum Beispiel nur mit Schwierigkeiten im Arbeitsprozeß halten lassen bzw. ihn nicht wieder einzugliedern erlauben.

Operationstechnik

Die Diskussion um das makro- bzw. mikrochirurgische operative Vorgehen scheint ausgestanden zu sein. Der Erfahrene kann nach ausreichend eingesetzter mikrochirurgischer Technik zur Schonung der Strukturen schließlich mehr als ⅔ seiner Patienten ohne Operationsmikroskop operieren. Spezielle Stirnlampen leuchten heute schmale Operationszugänge gut und übersichtlich aus. Ein Drittel der Operationen schätzt man als schwerer ein. Hier kann das Mikroskop phasenweise hilfreich sein, das gilt insbesondere für Rezidivoperationen und Verwachsungen. Nicht der kleine, sondern der adäquate Hautschnitt, nicht der große Hemi- oder Laminektomiesperrer, sondern spezielle kleinere Spekula oder Retraktoren sowie feine Stanzen werden eingesetzt, um schließlich die Fensterung oder Hemilaminektomie als Zugang zum Intervertebralraum durchzuführen. Die intraoperative Bildwandlerkontrolle macht eine monosegmentale Freilegung in vielen Fällen möglich und vermeidet das Operieren in falschen Höhen (FAHLBUSCH et al. 1984). Der Duralsack und die Nervenwurzel werden vorsichtig zurückgenommen, der Bandscheibenvorfall abgetragen und der Zwischenwirbelraum ausgeräumt, ohne dabei den Anulus fibrosus oder die Deckplatten zusätzlich zu zerstören. Zur Entfernung von Sequestern ist eine gute Übersicht erforderlich, die möglicherweise in eine Hemilaminektomie mündet, damit keine Restsequester, die außerhalb einer zu kleinen Öffnung liegen, verbleiben.

Tabelle 4. Operierte Etagen bei 293 Bandscheibenoperationen im LWS-Bereich (1983)

	NCH – Erlangen (n: 293)		nach THOMALSKE 1977 (n: 2065 Pat.)
L5/S1	105	36 %	40,1 %
4/5	177	60 %	47,9 %
3/4	7	2,6%	6,15%
2/3	4	1,4%	6,89%

Operierte Etagen (s. Tabelle 4)

Die meisten Bandscheibenvorfälle werden in Höhe LW 4/5 gefunden. Im Jahre 1983 waren es in Erlangen 60%, im Vergleich dazu 47,9% in der großen Sammelstatistik von THOMALSKE et al. aus dem Jahre 1977. Es folgt die lumbosakrale Etage, seltener finden sich Vorfälle in den Etagen 3/4 und 2/3.

OP-Befunde (s. Tabelle 5)

Fast die Hälfte unserer Patienten hatten sequestrierte Bandscheibenvorfälle in der strengen Definition, daß das degenerierte Bandscheibengewebe den Vertebralraum total verlassen hatte. Es lag bei 25 Pa-

Tabelle 5. OP-Befunde bei 293 Bandscheibenoperationen im LWS-Bereich (1983)

		NCH – Erlangen		nach THOMALSKE 1977
	Prolaps:	136	46 %	33,6%
	Sequester (SL)*:	25		
	Sequester:	114 } 139	47,9%	39,2%
	Protrusio:	18	6 %	24,9%

* SL = subligamentär

tienten noch subligamentär, d.h. es war noch vom hinteren Längsband gedeckt, bei 114 Patienten drückte es direkt auf Nervenwurzel und Duralsack. Die mit 47,9% höhere Quote freier Sequester in unserem Krankengut gegenüber früheren Literaturangaben, z.B. bei THOMALSKE et al. mit 39,2%, mag in der heute besseren CT-Diagnostik begründet sein, ist letztlich aber auch auf die härter gestellte OP-Indikation zurückzuführen. Dafür spricht auch die mit 6% relativ niedrige Zahl von Protrusionen in unserem Krankengut gegenüber 24,9% bei Thomalske. Bei der kleineren Protrusion ist der Anulus fibrosus noch nicht, bei größeren Prolapsen ist er bereits rupturiert. Fortschritte in der CT-Diagnostik spiegeln sich auch in der Anzahl der Patienten wieder, die in zwei Etagen operiert wurden: Dies waren 1977 nach OPPEL et al. noch 17,2%, 1984 nach EBELING et al. 4,5%. Intradurale Sequester sind selten und in dieser Serie nicht enthalten; diese sind in der Regel nur durch Laminektomie zu entfernen. Bei größeren Sequestern empfiehlt sich zur besseren Übersicht die Hemilaminektomie, um keine Restsequester zu belassen. In der Regel kommt man mit einer Fensterungsoperation aus.

OP-Ergebnisse

Heute kann man in bis zu 90% und mehr mit erfolgreich verlaufenen Operationen rechnen. Die Erfolgsquote lag 1964/69 (SCHMIDT et al. 1984) noch bei ca. 50% für „geheilte" und bei ca. 28% für „gebesserte" Patienten, 1977 nach THOMALSKE et al. bei ca. 54% bzw. 39%. Die Ergebnisse erscheinen auch der Literatur nach heute unabhängig davon zu sein, ob nun konsequent mikrochirurgisch oder gewebeschonend mit kleinem Zugang und nur phasenweise und fakultativ eingesetzter Mikrochirurgie operiert wurde.

Was heißt erfolgreich?

Im Hinblick auf unterschiedlich benutzte Parameter zur Bewertung wandten wir bei 51 im Jahre 1983 konsekutiv vom Autor operierten und prospektiv nachuntersuchten Patienten Beurteilungskriterien an, welche die Kommission Wissenschaft und Forschung der Deut-

Tabelle 6. Bewertungskriterien nach einer Empfehlung der Kommission Wissenschaft und Forschung der Deutschen Gesellschaft für Neurochirurgie. Die Leistungsmerkmale beziehen sich auf den körperlichen Zustand vor der Erkrankung

Körperliche Leistungsfähigkeit:	Schmerzen:
Bewertungsskala:	**Bewertungsskala:**
5 Volle körperliche Leistungsfähigkeit	5 schmerzfrei
4 körperliche Leistungsfähigkeit geringgradig eingeschränkt	4 gelegentliche Kreuz- und/oder Beinschmerzen
3 körperliche Leistungsfähigkeit mittelgradig eingeschränkt	3 häufige Schmerzen im Kreuz und/oder Bein
2 körperliche Leistungsfähigkeit hochgradig eingeschränkt	2 ständige, jedoch erträgliche Schmerzen im Kreuz und/oder Bein
1 körperliche Leistungsfähigkeit minimal	1 ständige unerträgliche Schmerzen im Kreuz und/oder Bein
0 Totalinsuffizienz	0 Schmerzen verstärkt

Motorik:	Wirbelsäulenbeweglichkeit:
Bewertungsskala:	**Bewertungsskala:**
5 keine Paresen	
4 leichtgradige Paresen (Kräftegrad I)	
3 mittelgradige Parese (Kräftegrad II)	5 uneingeschränkt beweglich
2 hochgradige Parese (Kräftegrad III)	4 geringgradig eingeschränkt
1 schwerste Parese (Kräftegrad IV)	2 hochgradig eingeschränkt
0 komplette Paralyse	0 totale Bewegungsblockade

schen Gesellschaft für Neurochirurgie empfiehlt. Die angeführten Leistungsmerkmale sind dabei mit einer Punkteskala korrelierbar (s. Tabelle 6).
Voll körperlich leistungsfähig waren schon zum Zeitpunkt der Entlassung nach einer Woche 5 Patienten, nach zwei bis drei Monaten bereits ⅔ der Patienten (31). Auch die noch geringfügig beeinträchtigten Patienten (16) dürften als erfolgreich operiert gewertet werden. Hingegen sollte man 4 Patienten mit mittelgradigen Beschwerden als Versager beurteilen, auch wenn diese Patienten in leichterer Tätigkeit bereits arbeitsfähig waren. Durchschnittlich wird die Versagerquote in der Literatur mit etwa 10% angegeben. Natürlich sind auch die folgenden Kriterien in diese Beurteilung mit einzubeziehen:

Schmerzen

Schmerzfreiheit wurde bei 37 Patienten erreicht, gelegentliche Schmerzen hatten noch 13, nur 1 Patient hatte mäßige Schmerzen und mußte zeitweise medikamentös behandelt werden (s. Abb. 3).

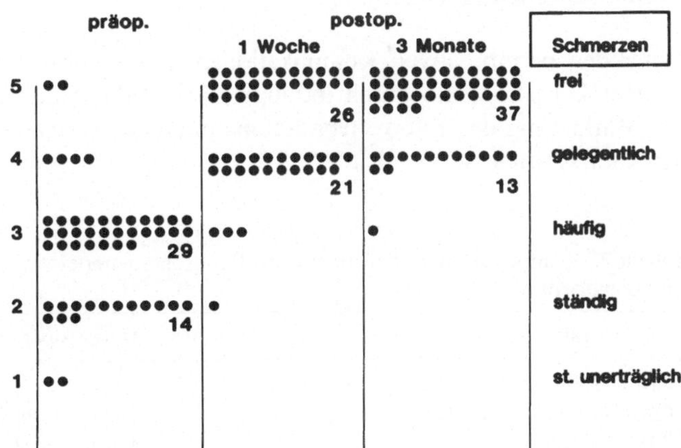

Abb. 3. OP-Ergebnisse nach den Untersuchungskriterien von Tab. 6 am Beispiel des Schmerzempfindens
51 Patienten wurden 1 Woche und 3 Monate nach lumbaler Diskektomie untersucht

143

Paresen lagen präoperativ bei etwa 60% und besserten sich mit Ausnahme eines Patienten bei allen. Hingegen konnte eine *freie Wirbelsäulenbeweglichkeit* nach zwei bis drei Monaten nur bei ¼ der Patienten erreicht werden, die übrigen Patienten hatten noch eine geringfügige Einschränkung der Bewegungsfähigkeit. *Sensibilitätsstörungen,* die präoperativ bei 75% der Patienten bestanden, waren ebenfalls nicht bei allen Patienten rückläufig, sie lagen postoperativ noch bei 38% der Patienten vor.

Das Operationsergebnis ist natürlich auch abhängig von der Nachbehandlung, die bereits mit der Frühmobilisierung in der Regel am 1. postoperativen Tag beginnt und sich im Anschlußheilverfahren fortsetzt. Etwa ¾ unserer Patienten konnten wir von der Notwendigkeit dieser Maßnahme überzeugen. Antiphlogistika, Analgetika und Muskelrelaxanzien tragen gerade bei Patienten mit längerer Anamnese zu einem rascheren Abklingen des Wurzelkompressionssyndroms in der frühen postoperativen Phase bei. Die Technik der Operation ist also nur ein Teilfaktor im Heilungsprozeß, für welchen die Entfernung des Bandscheibenvorfalls die Voraussetzung darstellt.

Komplikationen (s. Tabelle 7)

Unter den perioperativen Komplikationen findet sich die falsche Höhenlokalisation, die durch intraoperative Bildwandlerkontrolle mit Markierung des Intervertebralraums praktisch vermieden werden kann (FAHLBUSCH et al. 1984). Mit Hilfe bipolarer Koagulation

Tabelle 7. Komplikationen bei lumbalen Bandscheibenoperationen peri- und postoperativ

I. perioperativ	II. postoperativ
falsche Höhenlokalisation	Serome
ungenügende Blutstillung	Nachblutungen
Duraverletzung	Thrombosen
Nervenverletzung	Infektionen
Läsion abdomineller Gefäße und Strukturen	Liquorfisteln
	Spondylitiden
	Kaudasyndrome

Tabelle 8. Prozentuale Häufigkeit der postoperativen Spondylitis

Autor	Jahr	Zahl der BSV-OP	Zahl der Spondylitiden	Häufigkeit der postoperativen Spondylitis
BRUSSATIS	1953	2000	4	0,2%
BÖSCH	1965	1250	26	2,1%
PILGAARD u. AARHUS	1969	502	15	3,0%
GREINER et al.	1974	1492	23	1,5%
MEINIG et al.	1977	2745	17	0,6%
KLINGER	1977	1289	9	0,7%
WILLIAMS	1978 ✱	532	0	0 % ✳
WILSON u. HARBAUGH	1982	400	9	2,3%
REULEN	1984 ✱	485	5	1,0%

✳ keine Curettage des IVR   ✱ mikrochirurgisch

läßt sich auch eine ungenügende Blutstillung und damit Nachbluten vermeiden. Duraverletzungen werden in der Literatur bis zu 3,7% (EBELING et al. 1984) angegeben. Läsionen abdomineller Gefäße, zum Beispiel der Aorta, liegen mit 0,06% im Promillebereich (nach OPPEL et al. 1977 bei 2 von 3038 Operationen). Unter den postoperativen Komplikationen sind zu nennen zu etwa 1% Serome, Nachblutungen und Infektionen, noch seltener Liquorfisteln und Pseudomyelozelen (DOHN 1982). Thrombosen beugen wir durch Frühmobilisierung und mit niedrig dosiertem Heparin (2×5000 IE Heparin/ die) bereits am Tage der Operation vor.

Spondylitiden (s. Tabelle 8) sind relativ seltene Ursachen für ausbleibende postoperative Beschwerdefreiheit. Über Spondylitiden wird bei bis zu 3% aller Patienten nach Bandscheibenoperationen berichtet. Das betrifft die frühere als auch die jüngere Literatur. In Erlangen waren es 1977 0,7%, in mikrochirurgischen Serien nach REULEN 1% (EBELING et al. 1984). WILLIAMS (1978), einer der Pioniere der mikrochirurgischen Operation, hatte keine Spondylitiden zu verzeichnen. Die Tatsache, daß er stets auf eine Kürettage bzw. Ausräumung des Intervertebralraumes verzichtete, legt nahe, daß diese Maßnahme ursächlich mit der Spondylitis zusammenhängen muß. Die Perforation der Deckknorpel sollte daher tunlichst vermieden werden (s. Abb. 4). Die klinische Symptomatik der Spondylitis mit heftigen Kreuzschmerzen, Stoßempfindlichkeit der Wirbelsäule, hoher Blut-

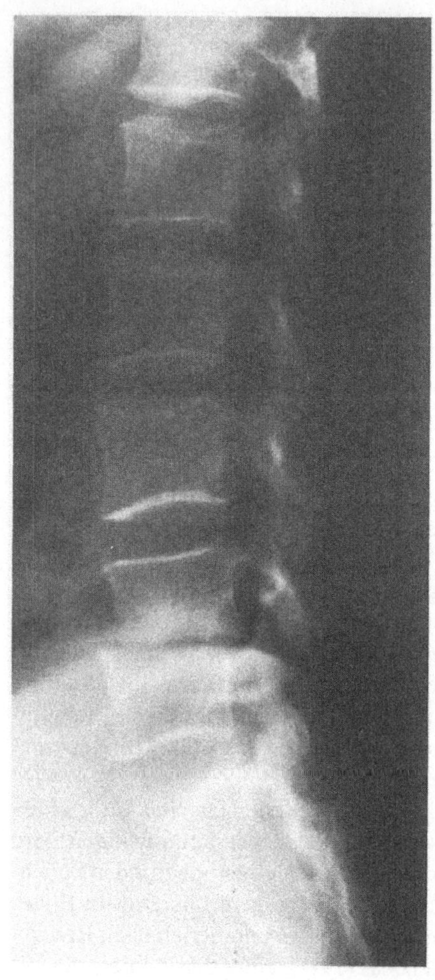

Abb. 4. Seitliche LWS: Spondylodiscitis LWK 4/5. Typische radiologische Veränderungen, s. Text

senkung und unscharfer Deckplattenzeichnung im Röntgenbild sichern die typische Diagnose. Konsequente Ruhigstellung des Patienten im Gipsbett und Antibiotikaapplikation führen in der Regel zu dauerhafter Beschwerdefreiheit.

Rezidive

Andererseits hat WILLIAMS, der auf die Ausräumung weiteren degenerierten Bandscheibengewebes aus dem Intervertebralraum verzichtete, dann 10% seiner Patienten wegen eines echten Bandscheibenrezidivs nachoperieren müssen. Dieses Rezidiv stellt die Kernfrage für Neurochirurgen dar, wenn es um die Beurteilung postoperativ bleibender Beschwerden bei dem sogenannten *Problempatienten* geht. Hier fließen viele Symptome und Begriffe ein, zum Beispiel das von Orthopäden bevorzugte *Postdiskektomiesyndrom*. Darunter verstehen KRÄMER u. KLEIN (1980) Verwachsungen mit polyradikulären Schmerzen und Hypästhesien und sehen diese auf der Basis von Operation und Myelographie oder in Zusammenhang mit einer spinalen Stenose nach Laminektomie. Abzugrenzen davon sind wirklich echte Bandscheibenrezidive, d.h. erneute Diskushernien in derselben Etage auf gleicher Seite. Diese werden in der Literatur auf durchschnittlich 4,5% der Patienten geschätzt. SCHMIDT et al. (1984) rechnen mit 2,3 bis 3,5% Rezidiven im jeweils ersten, zweiten und dritten Jahr. Rezidive können jedoch auch noch sehr viel später vorkommen.
Klinisch ist die Differenzierung zwischen Rezidiv und postoperativen Verwachsungen nur schwer zu treffen. Im CT gelingt es, durch Kontrastmittelinfusionen die kontrastmittelaufnehmende Verwachsung von dem hypodens in der Verwachsung erscheinenden Sequester zu unterscheiden (EMDE 1984), sofern die Operation nicht länger als ein halbes Jahr zurückliegt.
Bei etwa 5-10% der operierten Patienten ist eine *Reoperation* erforderlich. Hierbei findet sich bei etwa ⅓ der Patienten ein echtes Rezidiv, also ein Bandscheibenvorfall in gleicher Etage und gleicher Seite und bei etwa ⅔ ein Pseudorezidiv bzw. narbige Verwachsungen oder knöcherne Stenosen (KEYL u. WIRTH 1980).
Mit der Besserung der Symptomatik ist heute in über 80% der Fälle

zu rechnen. Bei den übrigen Patienten ist der Zustand nicht zu bessern, auch eine Verschlechterung ist möglich (KEYL u. WIRTH 1980).

Die Ursache für die fehlende postoperative Beschwerdefreiheit kann aber auch in der Fehlindikation zur Operation und in einer unzureichenden chirurgischen Technik liegen. Bei der OP-Planung sollte auch stets eine knöcherne Einengung des Spinalkanals berücksichtigt werden, die bei etwa 25% aller Patienten mit lumbaler Dekompressionsoperation zu finden ist (PON et al. 1984).

Natürlich ist nach Entfernung des erkrankten prolabierten Bandscheibengewebes der Degenerationsprozeß im Wirbelsäulensegment nicht abgeschlossen. Ligamentopathien, das Fazettensyndrom, Blockierung der Wirbelsäule können weiter eine Rolle spielen. Wirbelsäulenfehlhaltungen, die nicht selten nach ausbleibender Rückbildung einer Glutaeusparese bestehen bleiben, seien hier besonders hervorgehoben. Sie können wie die Hüftbeteiligung natürlich schon präoperativ gemeinsam mit dem Bandscheibenvorfall bestanden haben.

Hinzu kommt die psychische Verarbeitung von Restbeschwerden, der mögliche primäre oder sekundäre Krankheitsgewinn bei dem nicht seltenen Rentenbegehren, hier muß das soziale Umfeld in die Beurteilung einbezogen werden (KÜGELGEN 1984). Denn Wechselwirkung von Tiefenschmerz und Schmerzverarbeitung bei Störungen der unteren LWS sind zwar nicht im Sinne einer psychosomatischen Erkrankung zu deuten, seelische Konflikte können aber die damit verbundene Insuffizienz des Rückenschmerzes ungünstig beeinflussen (ISERMANN 1984).

Literatur

1. Bösch J (1965) Die unspezifische Spondylitis nach Nucleographien und Bandscheibenoperationen. Z Orthop 100: 191–195
2. Bosacco SJ, Bergmann AT (1983) Surgical management of lumbar disc disease. In: The radiologic clinics of North America. CT of the lumbar spine, Vol 21, No 2
3. Brussatis F (1953) Osteomyelitis nach Operation lumbaler Discushernien. Acta Neurochir 3: 209–230
4. Claussen C, Grumme T, Treisch J, Lochner B, Kazner E (1982) Die Dia-

gnostik des lumbalen Bandscheibenvorfalles. In: Frommhold W, Thurn P (Hrsg) Fortschritte Röntgenstrahlen, Bd 136, Nr 1. Thieme, Stuttgart New York

5. Dohn DF (1982) Complications of lumbar disc surgery. In: Hardy RW (ed) Lumbar disc diseases. Raven, New York, pp 165–176

6. Ebeling U, Reichenbach W, Reulen H (1984) Ergebnisse der mikrochirurgischen lumbalen Bandscheibenoperation. In: Hohmann D, Kügelgen B, Liebig K, Schirmer M (Hrsg) Neuroorthopädie 2. Springer, Berlin Heidelberg New York Tokyo, S 399–403

7. Emde H (1984) Computertomographie der Lendenwirbelsäule-Indikation, Aufwand und Aussagefähigkeit in Klinik und Praxis. In: Hohmann D, Kügelgen B, Liebig K, Schirmer M (Hrsg) Neuroorthopädie 2. Springer, Berlin Heidelberg New York Tokyo, S 114–125

8. Fahlbusch R, Poschinger T von, Lanksch W (1984) Probleme der Höhenlokalisation bei der Operation des lumbalen Bandscheibenvorfalls. In: Hohmann D, Kügelgen B, Liebig K, Schirmer M (Hrsg) Neuroorthopädie 2. Springer, Berlin Heidelberg New York Tokyo, S 373–378

9. Frowein RA, Firsching R (1984) Von der Ischias-Neuritis zum vertebragenen Wurzelsyndrom. In: Hohmann D, Kügelgen B, Liebig K, Schirmer M (Hrsg) Neuroorthopädie 2. Springer, Berlin Heidelberg New York Tokyo, S 319–330

10. Greiner L, Pia HW, Schepelmann F (1974) Spondylitis und lumbale Bandscheibenoperationen. Zbl Neurochir 35: 179–192

11. Hardy RW, Plank NM (1982) Clinical diagnosis of herniated lumbar disc. In: Hardy RW (ed) Lumbar disc disease. Raven, New York, pp 17–28

12. Herrmann HD, Loew F (1984) Degenerative Wirbelsäulenprozesse. In: Dietz H, Umbach W, Wüllenweger R (Hrsg) Klinische Neurochirurgie, Bd II. Thieme, Stuttgart New York, S 355–376

13. Isermann H (1984) Zur Psychosomatik des Lumbal-Syndroms. In: Hohmann D, Kügelgen B, Liebig K, Schirmer M (Hrsg) Neuroorthopädie 2. Springer, Berlin Heidelberg New York Tokyo, S 343–347

14. Keyl W, Wirth CJ (1980) Indikation, Technik und Ergebnisse der Operationen bei Nucleusrezidiven. Orthop Praxis 1/80: 52–54

15. Klinger M (1977) zitiert nach Seegers K (1980) Die Spondylitis als Komplikation nach operativer Bandscheibenvorfall-Behandlung. Inaugural Dissertation, Universität Erlangen–Nürnberg

16. Krämer J, Klein W (1980) Das Postdiskektomiesyndrom. Orthop Praxis 1/80: 20–23

17. Kügelgen B (1984) Wirbelsäule und Psyche. In: Hohmann D, Kügelgen B, Liebig K, Schirmer M (Hrsg) Neuroorthopädie 2. Springer, Berlin Heidelberg New York Tokyo, S 331–342

18. Leblhuber F, Witzmann A, Reisecker F (1984) Verlaufsbeobachtungen bei operierten und nicht operierten nachgewiesenen lumbalen Bandscheibenläsionen. In: Hohmann D, Kügelgen B, Liebig K, Schirmer M (Hrsg) Neuroorthopädie 2. Springer, Berlin Heidelberg New York Tokyo, S 444–447

19. Meinig G, Kretschmar K, Samii M, Wallenfang T, Hülse R, Schurmann K (1977) Spondylodiscitis - lumbar disc removal. In: Wüllenweger R, Brock M, Hamer J, Klinger M, Spoerri O (eds) Advances in neurosurgery 4. Springer, Berlin Heidelberg New York, pp 55-58

20. Oppel F, Schramm J, Schirmer M, Zeitner M (1977) Results and complicated course after surgery of lumbar disc herniation. In: Wüllenweger R, Brock M, Hamer J, Klinger M, Spoerri O (eds) Advances in neurosurgery 4. Springer, Berlin Heidelberg New York, pp 36-51

21. Pilgaard S, Aarhus N (1969) Discitis (closed space infection) following removal of lumbar intervertebral disc. J Bone It Surg A 51: 712-716

22. Pon A, Goymann V, Puhlvers E, Chicote-Campos F, Schäfers H (1984) Die Rolle der knöchernen Einengung für die operative Behandlung der lumbalen Wurzelkompression. In: Hohmann D, Kügelgen B, Liebig K, Schirmer M (Hrsg) Neuroorthopädie 2. Springer, Berlin Heidelberg New York Tokyo, S 277-280

23. Reulen HJ (1984) zitiert nach Ebeling U, Reichenbach W, Reulen HJ (1984) Ergebnisse der mikrochirurgischen lumbalen Bandscheibenoperation. In: Hohmann D, Kügelgen B, Liebig K, Schirmer M (Hrsg) Neuroorthopädie 2. Springer, Berlin Heidelberg New York Tokyo, S 399-403

24. Schmidt K, Bulau B, Meyer EM, Wilfart J (1984) Erfolgsquoten nach mikrochirurgischen Bandscheibenoperationen mit exakter Höhenlokalisation und monosegmentalem Zugang. In: Hohmann D, Kügelgen B, Liebig K, Schirmer M (Hrsg) Neuroorthopädie 2. Springer, Berlin Heidelberg New York Tokyo, S 404-409

25. Tew JM (1982) Nonsurgical treatment of lumbar disc disease. In: Hardy RW (ed) Lumbar disc disease. Raven, New York, pp 111-118

26. Thomalske G, Galow W, Ploke G (1977) Operationsergebnisse bei 2000 Fällen lumbaler Bandscheibenoperationen. Münch Med Wschr 119: 1159-1164

27. Wenker H, Schirmer M (1979) Lumbaler Bandscheibenvorfall und Lumboischialgie. Grundlagen, Diagnostik und Therapie. In: Kielholz P, Kaeser H, Klinger M (Hrsg) Aktuelle Probleme in der Psychiatrie, Neurologie, Neurochirurgie, Bd 8. Huber, Berlin

28. Wenker H, Reuter F, Grumme T (1984) Diagnostische Treffsicherheit der spinalen Computertomographie beim lumbalen Bandscheibenvorfall. In: Hohmann D, Kügelgen B, Liebig K, Schirmer M (Hrsg) Neuroorthopädie 2. Springer, Berlin Heidelberg New York Tokyo, S 356-359

29. Williams RW (1978) Microlumbar discectomy: A conservative surgical approach to the virgin lumbar disc. Spine 3: 175-182

30. Wilson DH, Harbaugh R (1982) Lumbar discectomy: A comperative study of microsurgical und standard technique. In: Hardy RW (ed) Lumbar disc disease. Raven, New York, pp 147-156

Krankengymnastische Behandlung der lumbalen Bandscheibenerkrankung unter Berücksichtigung der Manuellen Therapie

H.-S. Reichel

Patienten mit Beschwerden durch eine lumbale Bandscheibenerkrankung bevölkern die Praxen der Krankengymnasten seit eh und je, denn dieses Krankheitsbild ist wohl so alt wie die Menschheit selbst.

Wenn aber in früheren Zeiten die Behandlungen mehr oder weniger pauschal erfolgten und nicht spezifisch nach dem Befund des Patienten ausgerichtet waren, so ist es jetzt den Krankengymnasten möglich, ihre Therapie exakt anzusetzen. Dies insbesonders, seit sie sich in der Behandlung nach Dr. Cyriax und in der Manuellen Therapie gezielt weiterbilden können.

Ein Krankengymnast, der sich mit der Manuellen Therapie beschäftigt, wird aber nicht nur die reinen Mobilisationstechniken im Auge haben. Vielmehr ist es entscheidend, zunächst die einzelnen Strukturen richtig zu untersuchen und die Befunde interpretieren zu können. Je nach Beschwerdebild wird der Krankengymnast dann seinen Behandlungsplan erstellen und ihn mit dem verordnenden Arzt absprechen. Zunächst muß der ganze Untersuchungsgang durchlaufen werden mit Anamnese, Inspektion, Funktionsprüfung und Palpation. Danach sollte auch der Krankengymnast möglichst genau erkennen können, welche Störung im Bewegungssegment vorrangig zu behandeln ist. In diesem Zusammenhang sei zunächst an das Bewegungssegment nach Junghanns erinnert. Danach ist klar erkenntlich, daß alle Strukturen, die daran beteiligt sind, Verursacher von Beschwerden im lumbalen Bereich sein können, also z. B. das vordere und hintere Längsband, die Bandscheibe, das Foramen intervertebrale, die Wirbelgelenke, die Ligg. flava, interspinalia, supraspinalia etc. Man kann diesen Begriff auch noch erweitern um die Bezeichnung Arthron bzw. Vertebron, wobei vor allem noch die Muskulatur,

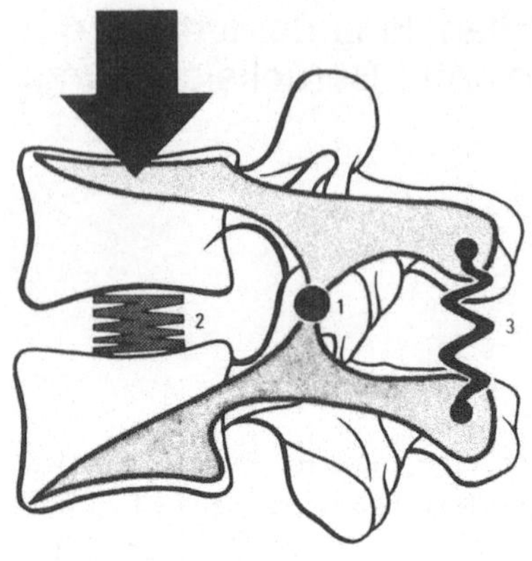

Abb. 1. Schematische Darstellung der Kraftaufnahme bzw. der Belastung der Bandscheibe und der ligamentären Strukturen innerhalb eines Bewegungssegmentes. Das Bewegungssegment wirkt wie ein „Nußknacker"

die nervale Versorgung und die Koordination durch das zentrale Nervensystem mit einbezogen sind. Am sog. disco-ligamentären Spannungsausgleich (s. Abb. 1) kann man erkennen, daß im Normalzustand Quelldruck der Bandscheibe und Gegenspannung der Bänder im Gleichgewicht stehen. Dieses Gleichgewicht ist gestört, wenn die Bandscheibe durch Degeneration an Höhe verliert. In einem solchen Falle werden die Gelenkflächen der Wirbelgelenke gegeneinander verschoben, die Rezeptoren in der Gelenkkapsel werden sofort reagieren und die autochthone Rückenmuskulatur in erhöhte Spannung versetzt. Außer den Schmerzen für den Patienten wird sich in Folge eine Gefügelockerung im Bewegungssegment entwikkeln, die dann begleitet sein kann durch Hypomobilitäten in den Segmenten darüber oder darunter. Hinzu kommt die Reaktion der Haltemuskulatur. Je nach Beckenstellung können der Iliopsoas oder die Ischiokruralen verkürzt sein. Auch dem Erector trunci, dem M. tensor fasciae latae und dem M. piriformis ist bei der Untersuchung Beachtung zu schenken. Zu achten ist auch auf Abschwächung der phasisch arbeitenden Muskulatur, insbesondere der Bauchmuskulatur, des Glutaeus maximus und auf falsch eingeschliffene Bewegungsmuster. Daraus folgt, daß bei einer Bandscheibenerkrankung durchaus Techniken aus der Manuellen Therapie zur Anwendung kommen können, jedoch nicht bei einem diagnostizierten Bandscheibenvorfall, der dem Patienten erhebliche Beschwerden verursacht, hier kommen andere Maßnahmen zum Zuge. Wohl aber kann

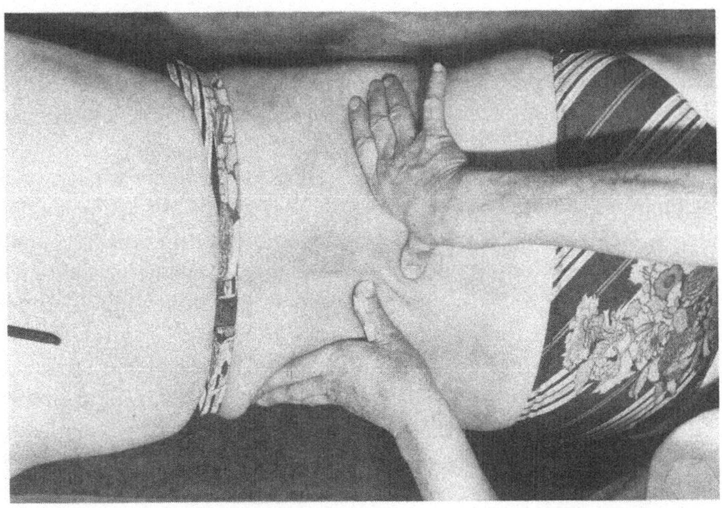

Abb. 2. Rotationsmobilisationstest. Der untere Daumen fixiert, der obere mobilisiert

die Manuelle Therapie ihre Indikation haben, wenn die Bandscheibenerkrankung im weiteren Verlaufe von Funktionsstörungen im Segment begleitet wird.

Durch segmentale Untersuchung wird der Therapeut feststellen, ob eine Hypo- oder Hypermobilität in einem bestimmten Segment vorliegt. Hierzu befindet sich der Patienten in Seitenlage, das Gewicht seiner Beine wird von dem Therapeuten abgenommen. Der tastende Finger liegt zwischen den Dornfortsätzen. Es wird nun segmental geprüft, ob bei der Flexions- und Extensionsbewegung bzw. bei der Lateralflexion in einem Segment mehr oder weniger Beweglichkeit vorliegt als in den übrigen Segmenten.

In der Bauchlage wird durch Druck *auf* die Dornfortsätze oder *gegen* die Dornfortsätze herausgefunden, in welchem Segment die Störung liegt.

Abbildung 2 stellt den sog. Rotationsprovokationstest dar. Der untere Daumen des Therapeuten fixiert von rechts gegen den Dornfortsatz eines Wirbels, der obere Dornfortsatz wird nach rechts und damit der Wirbelkörper nach links gedrückt. Gibt in diesem Falle der

Patient einen Schmerz an, so wäre dies ein Hinweis dafür, daß der
Wirbel in einer vermehrten Linksrotation steht und durch den Druck
des Therapeuten diese Fehlstellung noch verstärkt wird. Die therapeutische Richtung wäre dann eine Mobilisation in die entgegenge-
setzte Richtung.

Die Muskelteste sind ein wichtiges Glied in der Untersuchung des
Behandlers. Als Beispiel soll (s. Abb. 3) der M. piriformis dienen. Da
der N. ischiadicus mit ihm das Foramen obturatorium verläßt, kann
dieser bei Verkürzung des Muskels einen Lasègue vortäuschen
(Pseudo-Lasègue). Die Dehnung erfolgt entgegen der Funktion des
M. piriformis, also in die Flexion, Abduktion und Innenrotation im
Hüftgelenk. Wenn bei diesem Test der Patient einen heftigen
Schmerz angibt, ohne daß vorher der Lasègue positiv war, so ist dies
ein Hinweis dafür, daß der verkürzte M. piriformis den N. ischiadicus bedrängt. Hier muß später vor allem eine Dehnung des Muskels
durchgeführt werden.

Für den Krankengymnasten ergeben sich aus dem Obengenannten
folgende Kriterien für die Behandlung des Patienten:

- Behandlung einer Bandscheibenprotrusion bzw. eines Prolaps mit
  entlastenden Maßnahmen, sofern diese einer konservativen Behandlung noch zugänglich erscheinen;
- Behandlung von Funktionsstörungen im Sinne einer Hypomobili-
  tät in der Lendenwirbelsäule, die als Folge einer Bandscheibenerkrankung entstanden sind, mit spezifischen Mobilisationstechniken und Dehnung verkürzter Muskulatur;
- Stabilisation von Gefügelockerungen, möglichst segmental und
  im Anschluß daran
- Bauch- und Rückenmuskeltraining zum Aufbau des Muskelkor-
  settes und allgemeine Haltungsschulung (activities of daily living).

Wenden wir uns zunächst dem ersten Punkt zu: Außer den üblichen
entlastenden Maßnahmen durch Behandlung im Schlingentisch, im
Bewegungsbad und entlastender Lagerung (dreidimensional) kann
man versuchen, das betreffende Segment spezifisch mit Traktion zu
behandeln (s. Abb. 4).

Mit der oberen Hand wird der Dornfortsatz des oben liegenden Wirbels fixiert. Die untere Hand des Therapeuten dehnt den untenliegenden Wirbel nach kaudal. Oft verspüren Patienten hierbei eine an-
genehme Erleichterung. Körperwärme, Bettruhe, womöglich in Stu-

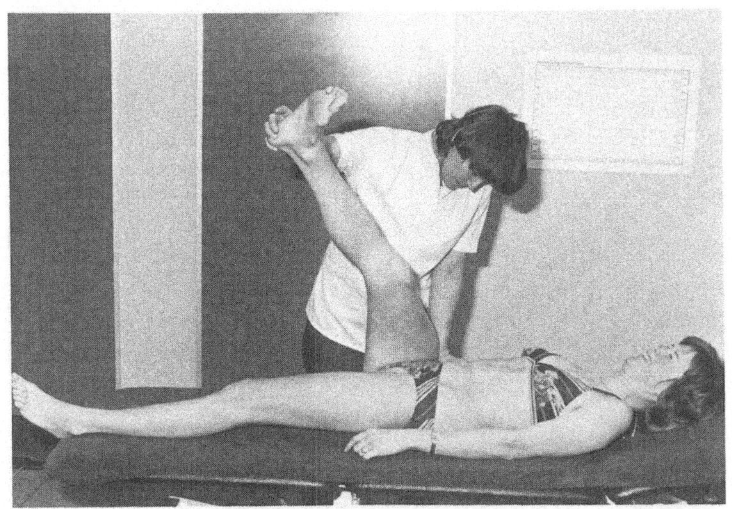

Abb. 3. Dehnung des M. piriformis in Adduktion, Flexion und Innenrotation

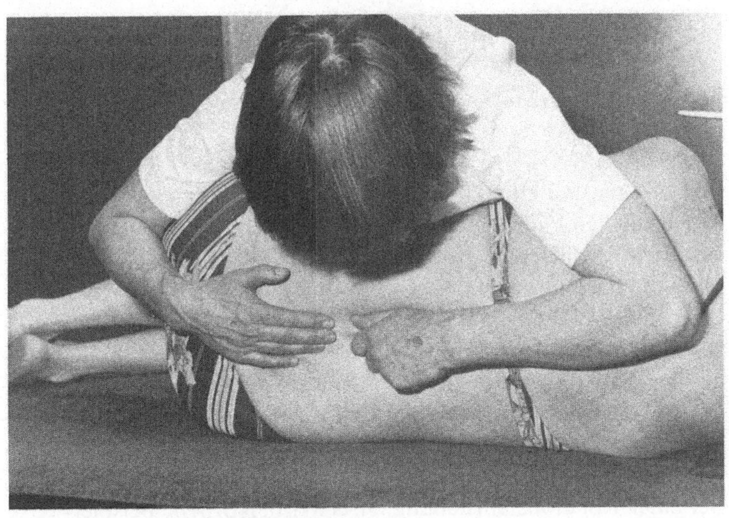

Abb. 4. Segmentale spezifische Traktion

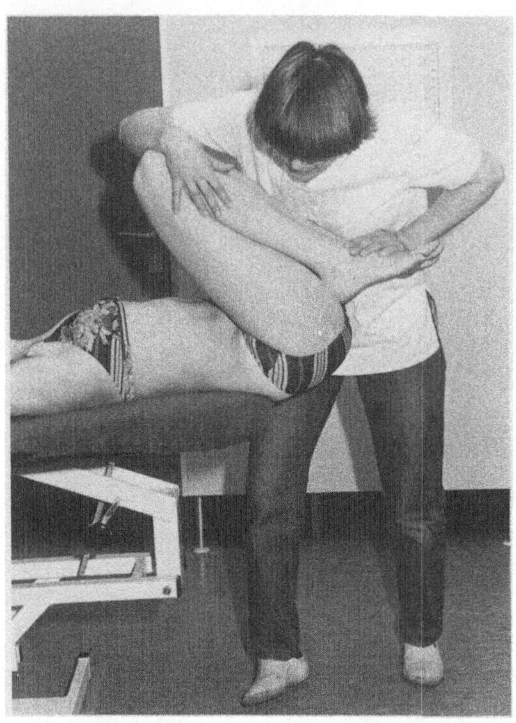

Abb. 5. Spezifische Mobilisation in die Extension über die Bankkante

fenlagerung und eine Dauertraktion im Extensionstisch können in einem solchen Falle angebracht sein.

Bei einer spezifischen *Mobilisation* erhebt sich natürlich die Frage, ob in die Flexion oder in die Extension mobilisiert werden muß. Bei einer Einschränkung in die Extension (s. Abb. 5) wird über die Bankkante mobilisiert. Hierbei wird der obenliegende Wirbel gerade noch auf der Bank fixiert, der Therapeut gibt einen Schub in Verlängerung der Oberschenkel des Patienten und dehnt somit im Sinne der Extension. Genaue Lokalisation der Funktionsstörung ist unbedingt vonnöten.

Bei einer Rotationsfehlstellung eines Wirbelkörpers, beispielsweise Fixierung in Rechtsrotation im Vergleich zum untenliegenden Wir-

156

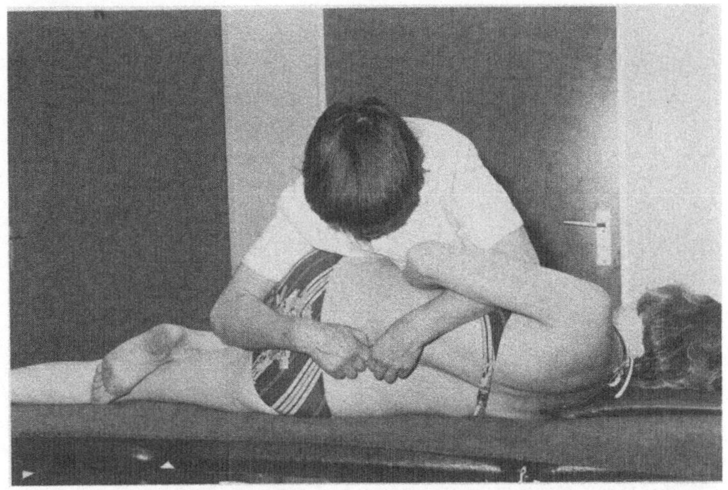

Abb. 6. Spezifische Rotationsmobilisation in die Linksrotation

bel, mobilisiert der Therapeut in die gegensinnige Richtung (s. Abb. 6). Auch hier wird der untenliegende Dornfortsatz fixiert, und der obenliegende Wirbel mobilisiert, die übrigen Segmente sollten durch entsprechende Lagerung fixiert sein. Hier lassen sich auch sehr gut Muskeltechniken anwenden, entweder die postisometrische Relaxation (PiR), indem man die Antagonisten spannen läßt, um in der Entspannungsphase einen größeren Bewegungsausschlag zu erreichen. Auch die muscle energy technic (MET) kann hier zum Zuge kommen, hier läßt man die Agonisten arbeiten, um durch Entspannung der Antagonisten mehr Bewegung zu erreichen. In letzter Zeit erkennt man mehr und mehr die Bedeutung der Muskulatur und ihren Einfluß auf Funktionsstörungen im Bewegungssegment. Die Muskeltechniken stellen ein wesentliches Element in der Behandlung der Wirbelsäule dar. Nach Möglichkeit sollte man den Patienten auch Automobilisationsübungen an die Hand geben, die er zu Hause durchführen kann. Die Lateralflexion kann in Rückenlage gut geschult werden, wenn der Patient aufgefordert wird, die gestreckten Beine gegeneinander zu verschieben. Durch mehr oder weniger starkes Spreizen der Beine kann man den Drehpunkt so verla-

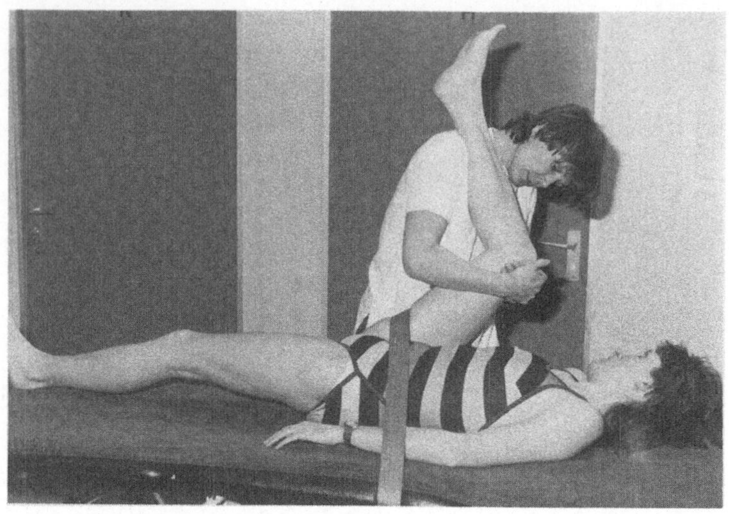

Abb. 7. Dehnung der Ischiokruralen

gern, daß eine genaue Höhenlokalisation im gewünschten Segment gegeben ist und darunter liegende Segmente ruhig gestellt bleiben.
Bei den Muskeldehnungstechniken konzentrieren wir uns, wie schon erwähnt, vor allem auf die Hüft- bzw. Lendenwirbelsäulenbeuger und -strecker. Als Beispiel sei hier die Dehntechnik für die Ischiokruralen (s. Abb. 7) dargestellt. Zunächst müssen diese in eine Dehnstellung gebracht werden. Da sie im Hüftgelenk strecken, muß dieses zunächst gebeugt werden. Da sie im Kniegelenk beugen, wird sodann versucht, aus dieser Ausgangsstellung das Bein im Kniegelenk so gut wie möglich zu strecken. Danach wird der Patient aufgefordert, gegen die Schultern des Therapeuten im Sinne der Knieflexion zu spannen. In der anschließenden Entspannungsphase wird der Muskel gedehnt. Dieser Vorgang wiederholt sich einige Male, wobei jedes Mal versucht wird, die Streckung im Kniegelenk zu vergrößern. Nach demselben Prinzip erfolgen die Techniken zur Dehnung des M. ilio-psoas und des Erector trunci. Im letzteren Fall wird das Körpergewicht zu Hilfe genommen, in dem über die Bankkante gedehnt wird.

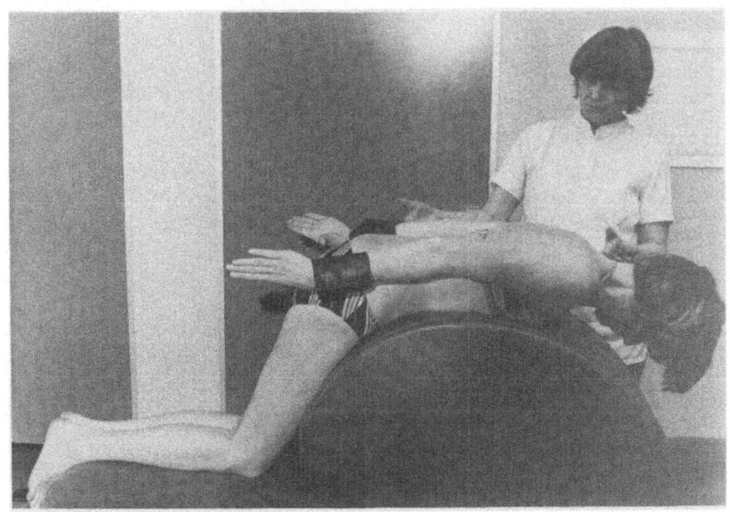

Abb. 8. Übung zur Stabilisation und Kräftigung der Rückenstrecker aus korrigierter Stellung

Gehen wir nun zur *Stabilisation* über. Sie ist in jedem Falle ausschlaggebend bei allen Gefügelockerungen, aber auch nach Bandscheibenprotrusion bzw. Vorfällen, vor allem aber nach Operationen. Ziel ist, dem Patienten ein Muskelkorsett zu verschaffen, das ihm bei seinen täglichen Belastungen den nötigen Halt gibt und Rezidive vermeiden hilft. Der Patient muß auch ein Gefühl für seinen eigenen Körper bekommen, für seine Haltung, aber auch für etwaige Fehlhaltungen und Fehlbelastungen. Falsch eingeschliffene Bewegungsmuster müssen umgepolt werden, da sonst die Beschwerden, selbst wenn die Ursache für das Grundleiden beseitigt ist, immer wiederkommen. Zum Übungsprogramm gehören zuletzt auch noch praktische Hinweise für das Verhalten im Alltag, im Beruf und im Sport. Zum Ausgleich einer evtl. sehr stark vorhandenen Lendenlordose, insbesondere wenn der Patient in diesem Bereich eher hypermobil ist, eignen sich vor allem Übungen aus dem Überhang (s. Abb. 8). Aus korrigierter Haltung können hier die Rückenmuskulatur und die schulterblattanliegende Muskulatur geübt werden, wobei die Aufgabe schwieriger gestaltet wird durch Anlegen von Ge-

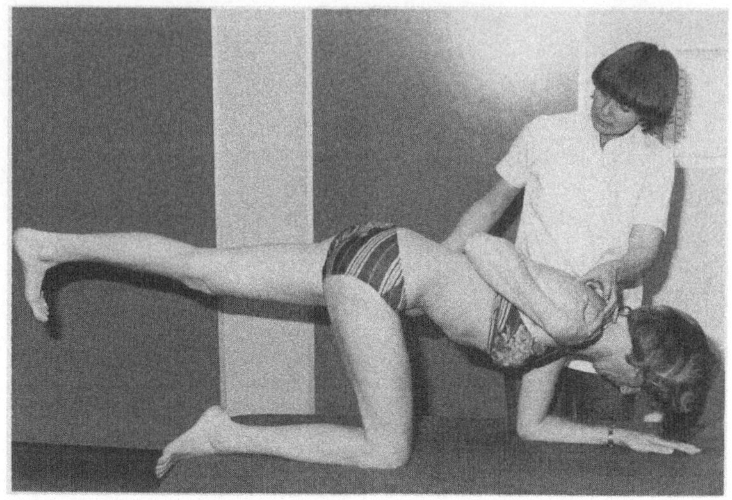

Abb. 9. Übung zur Stabilisation aus dem Unterarmstand

wichtsmanschetten an die Handgelenke. Allerdings muß dieses Gewicht dem Vermögen des Patienten angepaßt sein. Der Patient muß bei diesen Übungen z. B. immer noch die Knie mit Druck auf der Unterstützungsfläche halten können.

Auch der Vierfüßlerstand bzw. der Unterarmstand eignen sich gut zur Haltungskorrektur (s. Abb. 9).

Möglichkeiten zur muskulären Aufbauschulung gibt es viele, der Therapeut muß diejenigen auswählen, die für den Patienten mit seinem individuellen Krankheitsbild angebracht sind.

Zusammenfassend kann gesagt werden, daß Arzt und Krankengymnast in gegenseitiger Absprache ein Behandlungsprogramm erstellen sollten, das dem Befund des Patienten angemessen ist. Je nach Beschwerdebild werden mehr entlastende Maßnahmen, mobilisierende oder stabilisierende Techniken angewendet. Entscheidend ist die genaue Untersuchung und die differenzierte Behandlung. Dann sollte es möglich sein, den Patienten zumindest Linderung, wenn nicht Beschwerdefreiheit zu verschaffen.

160

Berufliche und soziale Probleme bei der lumbalen Bandscheibenerkrankung

W. Grüninger

Einleitung

Das Symptom „Kreuzschmerz" ist die am häufigsten geklagte Beschwerde in der täglichen allgemeinmedizinischen Praxis ebenso wie in allen Teilgebieten, ausgenommen HNO- und Augenheilkunde.
Es geht hierbei nicht nur um die Probleme der Diagnostik und Behandlung, oft noch schwieriger sind Fragen zu beantworten wie die nach der Dauer der Arbeitsunfähigkeit, welche berufliche Belastungen den Patienten wieder zumutbar sind oder ob ein Antrag auf Berufsunfähigkeits- oder Erwerbsunfähigkeitsrente gerechtfertigt ist. Viele Patienten fragen nach Sportarten, die sie noch betreiben dürfen, die meisten wollen wissen, wie sie ihren Rücken „schonen" können.
Nicht selten wird auf Drängen der Kranken in einem wohlwollend gemeinten Attest bestätigt, daß die Kreuzschmerzen erst seit einem Verhebetrauma bei der Arbeit entstanden oder seit dem Sturz auf dem Glatteis vorhanden sind. Solche Atteste können die erste Seite mehrbändiger Gutachtenakten werden, die den Patienten in langjährigen Prozessen begleiten, während seine Rückenschmerzen fixiert und untherapierbar werden.

Sozialmedizinische Aspekte

Auf die große sozialmedizinische Bedeutung der von Wirbelsäulenschäden ausgehenden Erkrankungen hat EBERSBACH 1976 verwiesen. 1973 entfielen knapp 20% der Arbeitsunfähigkeitstage aller Pflichtversicherten der Ortskrankenkassen der Bundesrepublik auf Erkrankungen des Stütz- und Bewegungssystems.

161

Tabelle 1. Fallzahlen und Krankheitstage wegen Bandscheibenvorfall und schmerzhaften Wirbelsäulensyndromen (ohne Osteochondrose) (AOK-Statistik, 1981)

	Fälle	Tage
1. Ambulante Behandlung		
Bandscheibenvorfall	30387	1600000
Schmerzhafte Wirbelsäulensyndrome	715929	13400000
2. Krankenhausbehandlung		
Bandscheibenvorfall	13077	267036
Schmerzhafte Wirbelsäulensyndrome	28476	640215

Vergleicht man damit die AOK-Statistik aus dem Jahre 1981, so ist eine ansteigende Tendenz dieser Erkrankungsgruppe festzustellen. Von 189,4 Mio. Arbeitsunfähigkeitstagen waren 41,2 Mio. (21,8%) auf Erkrankungen des Stütz- und Bewegungsapparats zurückzuführen. Betrachtet man die unmittelbar auf die Wirbelsäule bezogenen Erkrankungstage bzw. Krankheitstage, so ergibt sich für das Jahr 1981 eine Gesamtzahl von 15,9 Mio. Arbeitsunfähigkeitstage, die nur auf die Diagnose „Bandscheibenvorfall" bzw. „schmerzhafte Wirbelsäulensyndrome" entfallen (Tabelle 1).

Einen weiteren Einblick in die sozialmedizinische Bedeutung von Wirbelsäulenerkrankungen gibt die Betrachtung der Behindertenstatistik des Landesversorgungsamtes Bayern. In Bayern wurden 1983 nahezu 1 Mio. Menschen mit dem Status einer Behinderung oder einer schweren Behinderung registriert. Behinderung bedeutet eine Minderung der Erwerbsfähigkeit zwischen 30 und 100 v.H. 90% dieser Behinderten sind als schwerbehindert eingestuft, d.h. sie haben eine Minderung der Erwerbsfähigkeit von 50 v.H. oder mehr. Sowohl in der Gesamtgruppe der Behinderten als auch in der Untergruppe der Schwerbehinderten haben bei jeweils nahezu 10% der Betroffenen Wirbelsäulenleiden mindestens einen großen Teil ihrer Behinderung verursacht. Bei einer weiteren, sogar etwas größeren Gruppe wurden Beschwerden der Wirbelsäule als Haupt- oder wesentliche Ursache ihrer Minderung der Erwerbsfähigkeit anerkannt (Tabelle 2).

Aus der Statistik des Verbandes der Deutschen Rentenversicherungen (Angestelltenversicherung, Arbeiterversicherung, Knappschafts-

Tabelle 2. Behindertenanteil wegen Wirbelsäulenleiden sowie Wirbelsäulen- und Extremitätenbeschwerden (Behindertenstatistik des Landesversorgungsamtes Bayern 1983)

Behinderte	Gesamt	Wirbelsäulen-leiden	Wirbelsäulen- und Extremitäten-beschwerden
MDE 30–100%	979 181	86 122	112 325
MDE 50–100%	835 744	72 249	98 159
(= Schwerbehinderte)			

Tabelle 3. Rentenzugänge der gesetzlichen Rentenversicherungen 1982 (Statistik des Verbandes der Deutschen Rentenversicherung)

Gesamte Rentenzugänge	626 700
Davon Frührentner	339 900
Davon Erkrankungen des Bewegungsapparats	68 529
Davon ICD-Nr. 720–724	33 331

versicherung) ist zu entnehmen, daß 1982 insgesamt 626 700 Menschen in Rente gegangen sind, davon über die Hälfte als Frührentner. Bei 20% der Frührentner hatte eine Erkrankung des Bewegungsapparats zum vorzeitigen Ausscheiden aus dem Arbeitsprozeß geführt. Die Hälfte dieser Frührentner, also ziemlich genau 10% aller Frührentner, bekamen ihre Rente zugebilligt wegen degenerativer Wirbelsäulenerkrankungen (Tabelle 3).

Unter den degenerativen Wirbelsäulenerkrankungen, aufgeschlüsselt nach den ICD-Nummern 720–724, spielt der M. Bechterew aufgrund seiner geringen Zahl praktisch keine Rolle, HWS-Affektionen und nicht näher bezeichnete Affektionen der Wirbelsäule sind getrennt erfaßt, gehen also nicht in die Diagnose „Spondylosis" und „Diskopathie" ein. Aus den Zahlen ist erkennbar, daß die LWS-Beschwerden zahlenmäßig weit herausragen. Bemerkenswert ist ein deutliches Überwiegen der Frauen, die aufgrund von Wirbelsäulenerkrankungen in Frührente gegangen sind, während in den übrigen Krankheitsgruppen der Frührentenstatistik das Geschlechtsverhältnis ausgewogen ist (Tabelle 4).

Tabelle 4. Frührentenzugänge 1982 wegen degenerativer Wirbelsäulenerkrankungen (Gesamtzahl: 33 331, s. Tabelle 3). Statistik des Verbandes der Deutschen Rentenversicherung, 1982

	Männer	Frauen
M. Bechterew	566	215
Spondylosis	4 907	10 096
Diskopathien	6 831	8 971
HWS-Affektionen	557	1 098
Nicht näher bezeichnete Affektionen der Wirbelsäule	481	786
Dorsopathien (ICD-Nr. 720–724)	13 342	21 166

Die sozial-ökonomische Bedeutung degenerativer Wirbelsäulenerkrankungen läßt sich auch sehr gut in der Statistik über die Rehabilitationsmaßnahmen erkennen, die in den entsprechenden Einrichtungen durch die Rehabilitationsträger der gesetzlichen Rentenversicherung durchgeführt wurden. Die Statistik des Jahres 1982 beweist, daß der prozentuelle Anteil der wegen Wirbelsäulenleiden in Rehabilitationsverfahren Behandelten mit 33% wesentlich höher ist als der Anteil dieser Patientengruppe in den Krankenhausbehandlungstagen der AOK (10%). Dieser hohe Anteil gilt sowohl für die Versicherten bei der LVA als auch für die Arbeitnehmer, die in der BfA versichert sind. Bemerkenswert ist das Überwiegen der Frauen bei den Rehabilitationsmaßnahmen in der BfA, dies ist aber auf das unausgewogene Geschlechtsverhältnis der Versicherten bei der BfA zurückzuführen (Tabelle 5).

Tabelle 5. Anteil der Rehabilitationsbehandlungen wegen degenerativer Wirbelsäulenleiden (Gesamtzahl der Behandlungen = 100%). (Statistik des Verbandes der Deutschen Rentenversicherung, 1982)

	Männer	Frauen
Knappschafts-, Arbeiterrentenversicherung	91 228 (= 32%)	45 025 (= 33%)
Angestelltenrentenversicherung	32 600 (= 27%)	47 699 (= 34%)

Tabelle 6. Ergebnisse der Rehabilitationsheilverfahren (Diagnosen: ICD-Nrs. 721–724). Gesamtzahl: ca. 210 000 Fälle. (Statistik des Verbandes der Deutschen Rentenversicherung, 1982)

1. Arbeitsfähigkeit

	Sofort	Schonung	Arbeits-unfähigkeit	Ohne Aussage
Männer	1212	114 316	7830	470
Frauen	2864	85 731	3723	406

2. Leistungsfähigkeit

	Fortsetzung der laufenden Beschäftigung	Weitere medizinische Maßnahmen	Berufsfördernde Maßnahmen	Erwerbsunfähigkeit
Männer	113 707	2461	5458	2203
Frauen	88 787	1037	1624	1276

Der hohe Anteil von Wirbelsäulenerkrankten unter den Frührentnern erklärt sich, wenn man das Ergebnis der Rehabilitationsmaßnahmen bei 210 000 Patienten mit Wirbelsäulenerkrankungen im Jahre 1982 betrachtet (Tabelle 6).
Es ist erkennbar, daß nur ein verhältnismäßig geringer Teil nach der Maßnahme wieder als arbeitsfähig eingestuft wurde, die allermeisten wurden mit der Auflage der Schonung nach Hause entlassen, was auch immer darunter zu verstehen sei. Auch die am Ende der Rehabilitationsmaßnahme als arbeitsunfähig eingestuften Patienten stellen eine relativ große Gruppe dar. Noch interessanter ist die Beurteilung der Leistungsfähigkeit, denn hierbei wird ausgesagt, inwieweit der Patient wieder in die alte berufliche Tätigkeit integriert werden kann oder ob weitere medizinische Heilverfahren oder berufsfördernde Maßnahmen im Sinne einer Umschulung eingeleitet werden müssen, um die Arbeitsfähigkeit zu erhalten. In der Statistik zeigt sich, daß nach der Rehabilitationsmaßnahme nur ein Bruchteil als sofort arbeitsfähig eingestuft entlassen wurde, fast alle Rehabilitanden wurden mit der Auflage der weiteren Schonung entlassen, 5% wurden weiterhin als arbeitsunfähig eingestuft. Bezüglich der Leistungsfähigkeit im Beruf wurde zwar für die meisten der Betroffenen grundsätzlich eine Weiterbeschäftigung im alten Beruf für möglich erachtet; bei den Patienten, die als arbeitsunfähig eingestuft

wurden, glaubte man durch weitere medizinische bzw. berufsfördernde Maßnahmen eine Wiedereingliederung in den Arbeitsprozeß
erreichen zu können. Bei 1,5% der Betroffenen wurde am Ende des
Rehabilitationsverfahrens eine Erwerbsunfähigkeit festgestellt und
damit eine Frührente empfohlen.

Wirbelsäule im Beruf

Obwohl nicht zu bezweifeln ist, daß besonders in Berufen mit
schwerer körperlicher Arbeit bestimmte Tätigkeiten gefordert werden, die die Wirbelsäule negativ beeinflussen können, werden degenerative Wirbelsäulenerkrankungen grundsätzlich nicht als Berufserkrankung anerkannt. Eine einzige Ausnahme stellt bisher die
Schipperkrankheit dar, die sich aber an der unteren HWS manifestiert und deshalb hier nicht weiter erörtert werden soll. Ungewöhnlich schweres Heben und Tragen belastet die Wirbelsäule in besonderer Weise, aber in gleicher Weise führen Arbeiten in Zwangshal-
tungen, auch im Sitzen und im Stehen (besonders wenn die Tätigkeit
über Kopf durchgeführt wird) zu besonderer Belastung der Wirbelsäule. Auch Arbeiten unter extremen Witterungseinflüssen werden
als möglicherweise wirbelsäulenschädigend diskutiert (Tabelle 7).

Tabelle 7. Möglicherweise berufsbedingte Wirbelsäulenschädigung

1. Ungewöhnlich schweres Heben und Tragen
2. Längeres Arbeiten in Zwangshaltung
3. Arbeiten unter extremen Witterungseinflüssen
4. Vibration

Von den in Tabelle 7 aufgeführten wirbelsäulenbelastenden Faktoren bei der Arbeit wird die Vibration, z. B. bei Arbeiten mit Preßluft-
hämmern, in Zukunft berufsgenossenschaftlich anerkannt, denn
Untersuchungen scheinen zu belegen, daß hierdurch die Wirbelsäule in einer ganz besonderen Weise belastet wird bzw. bleibende Schäden herbeigeführt werden können, die über das übliche Maß der degenerativen Veränderungen hinausgehen.
Die Analyse der Statistik des Verbandes der Rentenversicherungen
aus dem Jahre 1982 bestätigt nach meiner Ansicht die große Zurück-

Tabelle 8. Rehabilitationsbehandlung wegen degenerativer Wirbelsäulenleiden. (Statistik des Verbandes der Deutschen Rentenversicherung, 1982). Die Prozentzahlen geben die Quote der Diagnose degenerative Wirbelsäulenleiden aller Rehabilitationsbehandlungen der jeweiligen Berufsgruppe wieder. Alle Rehabilitationsbehandlungen in einer Berufsgruppe = 100%

1. Angestelltenrentenversicherung	[%]
Männer	
Techniker	31
Bürofach-, Bürohilfskräfte	25
Bankkaufleute, Versicherungskaufleute	25
Ingenieure	27
Lehrer	28
Frauen	
Bürofach-, Bürohilfskräfte	35
Warenkaufleute	35
Gesundheitsdienstberufe	36
Bank-, Versicherungskaufleute	33
Lehrer	32
2. Knappschafts-, Arbeiterrentenversicherung	
Männer	
Schlosser	34
Maurer, Betonbauer	38
Landwirte	27
Steinbearbeiter	36
Bergleute	28
Frauen	
Hilfsarbeiter	36
Reinigungsberufe	38
Textilverarbeiter	35
Hauswirtschaftsberufe	33
Montierer, Metallverarbeiter	38

haltung bezüglich der Anerkennung beruflicher Belastungen im Hinblick auf die Entstehung oder Förderung degenerativer Wirbelsäulenveränderungen. Die Analyse der Berufe, aus denen die Rehabilitanden kamen, die wegen Wirbelsäulenerkrankungen einem Rehabilitationsverfahren zugeführt wurden, zeigt, daß keine eindeutige Beziehung zu schwerer körperlicher Arbeit oder überwiegende Tätigkeit im Sitzen oder andere berufsbezogene Faktoren festzustellen

167

ist. Die Analyse belegt lediglich, daß Frauen offensichtlich häufiger als Männer wegen Wirbelsäulenerkrankungen ein Rehabilitationsverfahren mitgemacht haben (Tabelle 8).

Belastungen der Wirbelsäule

Die Wirbelsäule wird allein schon durch das Stehen in ihren unteren Abschnitten ganz besonders belastet, wobei die Druckbelastung in den Zwischenwirbelscheiben am höchsten ist. In verschiedenen Untersuchungen wurden die Druckwerte in der Bandscheibe bei verschiedenen Körperhaltungen und Belastungsarten genau ermittelt.

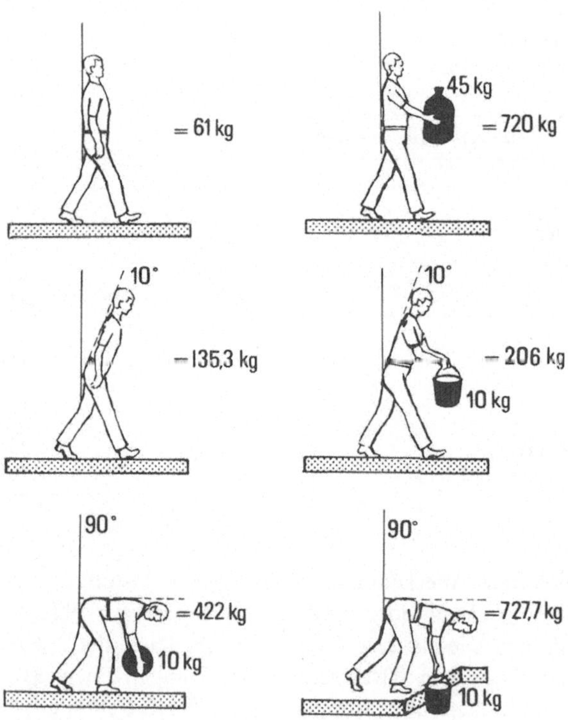

Abb. 1. Belastung am Lenden-Kreuzbein-Übergang beim Heben. (Aus JUNGHANNS 1980a)

168

Nach JUNGHANNS (1980a) ergibt sich eine Drucklast von durchschnittlich 61 kg auf den Bandscheibensegmenten der unteren LWS beim aufrechten Stand. Dieser Druck erhöht sich bereits erheblich bei nur geringer Vorneigung des Rumpfes um 10°, denn durch die zusätzliche Muskelkraft, die notwendig ist, um das Gleichgewicht zu halten, wird ein wesentlich höherer Druck auf die Bandscheibe ausgeübt.

Aus Abb. 1 ist ersichtlich, daß die Druckbelastung auf die Bandscheiben der LWS bei Arbeiten im Bücken, wenn Gewichte aus vorgebeugter Lage angehoben werden müssen, sich auf das 100fache erhöhen kann. Dabei entstehen auch bei nur geringen Gewichten von z. B. 10 kg hohe Druckbelastungen; entscheidend für die Wirbelsäule ist hierbei, ob die Gewichte körpernah oder körperfern getragen werden.

Es ist von großer Bedeutung zu wissen, daß die Wirbelsäule im Sitzen stärkeren Druckbelastungen ausgesetzt ist als im Stehen. Selbst beim korrekten Sitz ist der Druck auf den Bandscheiben der LWS um 40% höher als beim aufrechten Stand. Wenn beim Sitzen in vorgebeugter Haltung aber nicht mehr nur senkrechter Druck auf die Bandscheibe entsteht, sondern neben Scherkräften der Druck durch Muskelanspannung erhöht wird und ungleichmäßig auf die Bandscheibe einwirkt, werden die Druckbelastungen der Bandscheibe noch wesentlich höher (Abb. 2). Arbeiten im Sitzen und in Zwangshaltung, z. B. beim Nähen oder Postsortieren (Abb. 3), führen regelmäßig zu derartigen zusätzlichen Krafteinwirkungen auf die Band-

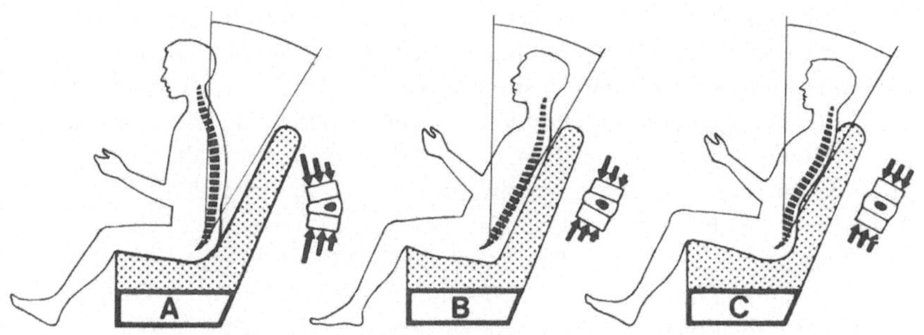

Abb. 2. Verteilung der Druckverhältnisse an der LWS im Autositz. (Aus JUNGHANNS 1980a)

169

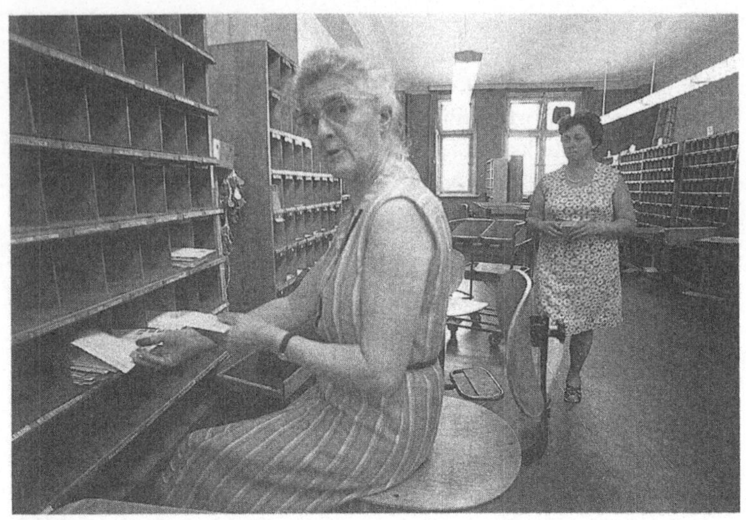

Abb. 3. Sortieren von Post. Typisches Beispiel für Arbeit im Sitzen mit längerer Zwangshaltung

scheibe, weil eine senkrechte Körperhaltung mit rein axialer Belastung der Bandscheibe gar nicht möglich ist. Vielleicht erklärt sich auch hierdurch die in der Statistik der Rentenversicherungen erkennbare Tatsache, daß keine Korrelation zwischen schwerer körperlicher Arbeit und LWS-Beschwerden besteht.

Wenn degenerative Wirbelsäulenerkrankungen grundsätzlich nicht als Berufserkrankungen anerkannt werden, so gilt um so mehr die Notwendigkeit, eine übermäßige Belastung der Wirbelsäule im Berufsleben zu vermeiden, insbesondere dann, wenn vorbestehende Erkrankungen der Wirbelsäule vorliegen. CREMONA (1972) faßt das Ergebnis seiner Untersuchungen an Arbeitern in der Stahlindustrie und im Eisenerzbergbau Nordfrankreichs zusammen: „Jeder 5. Arbeiter ist nicht an dem Arbeitsplatz beschäftigt, den er angesichts des Zustandes seiner Wirbelsäule haben dürfte". CREMONA führt eine Liste von Veränderungen der Wirbelsäule auf, die mit schwerer körperlicher Arbeit nicht oder nur bedingt vereinbar sind (Tabelle 9).

Es kommt also alles darauf an, vorbeugend zu wirken und bei den Berufen, die mit schwerer körperlicher Arbeit verbunden sind, Un-

170

Tabelle 9. LWS-Erkrankungen und Schwerarbeit. Gefährdungsliste nach CREMONA (1972)

1. Keine Schwerarbeit möglich	*2. Schwerarbeit unter ärztlicher Kontrolle*
Entzündungen der Wirbelsäule	Geringe statische Beschwerden
Erhebliche Lumbalskoliose	Skoliose
Frühzeitige Bandscheibenschäden	Hohlkreuz
Spondylolisthesis	Übergangswirbel
Schwerer M. Scheuermann	Leichter M. Scheuermann

tersuchungen auf diese Risikofaktoren hin durchzuführen. CREMONA unterscheidet 2 Gefährdungsstufen: Besonders wichtig ist die Gruppe 1, in der keine Schwerarbeit mehr gemacht werden sollte. Wesentlich größer ist die Gruppe 2, in der von CREMONA Schwerarbeit nur unter ärztlicher Kontrolle für gerechtfertigt gehalten wird. Bei diesen Patienten ist die Wirbelsäule quasi ein „schwaches Organ", das nicht normal belastbar und zu schützen und zu schonen ist.

Begutachtung bei LWS-Schädigungen

Gutachterliche Fragen im Zusammenhang mit traumatischen Schäden an der gesunden oder vorerkrankten LWS stellen uns oft vor schwierige, manchmal auch nicht zu lösende Aufgaben.

Reine Knochenverletzungen an der vorher gesunden LWS sind bei geeigneter Röntgentechnik sicher zu erkennen und sollen deshalb hier nicht weiter erörtert werden.

Für reine Weichteilverletzungen im LWS-Bereich gibt es dagegen weder bei der körperlichen noch bei der röntgenologischen Untersuchung sichere Erkennungszeichen. Nur wenn bei einem traumatischen Bandscheibenvorfall eine Nervenwurzelschädigung hervorgerufen wird, ist diese Verletzung sofort diagnostizierbar. Ein traumatischer Bandscheibenvorfall kommt jedoch bei gesunder LWS nur sehr selten vor, denn auch im Bereich der LWS gilt der Grundsatz: „Knochen brechen bevor Bänder reißen". Dennoch darf die Häufigkeit von Verletzungen der Bandscheiben nicht zu gering eingeschätzt werden, was z. B. durch die pathologisch-anatomischen Untersuchungen von SCHMORL (1930), LOB (1954) und REISCHAUER (1957) nachgewiesen werden konnte. Bei Gewalteinwirkungen auf die LWS mit abscherenden, drehenden und quetschenden Komponenten kann es zur Zerstörung des Gewebes im Inneren der Bandscheibe und in den benachbarten Faserringschichten kommen. Es ist zu vermuten, daß ein solches Initialtrauma am Anfang der isolierten Bandscheibendegeneration steht, die wir dann erst später im Röntgenbild durch die isolierte Höhenminderung des Zwischenwirbelraums mit eventueller Abknickung der Wirbelsäulenachse und sekundärer Randzackenbildung als Traumafolge erkennen. Diese traumatische *„Spondylosis deformans circumscripta"* bildet sich im Verlauf von ca. 6 Monaten nach einem isolierten Bandscheibentrauma aus und muß in dieser Zeit röntgenologisch dokumentiert sein.

Isolierte Schäden der Wirbelbogengelenke im Sinne der Distorsion des Bewegungssegments führt zur Wirbelblockierung mit schmerzhafter Bewegungshemmung, Muskelhartspann und lokalem Druckschmerz. Wenn auch ZUKSCHWERDT et al. (1959) auf die Möglichkeit von Blutungen in die Wirbelgelenke, die hierbei entstehen können, hinweisen, muß eine solche Diagnose als Anerkennung einer Traumafolge äußerst zurückhaltend gestellt werden und dürfte sicherlich nie als Dauerschädigungsfolge anerkannt werden.

Die Luxation zweier Wirbelkörper ist meist mit Abbrüchen von Gelenkfortsätzen gekoppelt und auch nur dann sicher als Traumafolge anzuerkennen, wie überhaupt die gemischten Knochen-Weichteil-Verletzungen zwar durch die positive Röntgendiagnostik als Traumafolge an der vorher gesunden Wirbelsäule leichter zu erkennen, jedoch häufig sehr viel schwieriger zu bewerten sind, da die Folgen für den Betroffenen viel ernster sind als bei isoliertem Wirbelkörperbruch. Es ist zu erwarten, daß durch den vermehrten Einsatz der CT-Diagnostik diese Kombinationsschäden besser erfaßt und beurteilt werden können.

Wenn die Erkennung und Begutachtung von Traumafolgen an der gesunden Wirbelsäule schon große Probleme aufwirft, sind Begutachtungsfragen bei Traumafolgen an der vorgeschädigten Wirbelsäule mit noch wesentlich größeren Schwierigkeiten verbunden. Im einzelnen gilt es dabei immer zu folgenden Fragen Stellung zu nehmen (Tabelle 10):

172

Tabelle 10. Begutachtungen bei Trauma an vorgeschädigter Wirbelsäule

1. Welche Vorerkrankung
2. Trauma im Sinne der Versicherungsgesetzgebung
3. Schäden an der Wirbelsäule ohne Vorerkrankung
4. Wirkung des Traumas auf die Vorerkrankung
   a) vorübergehende Verschlimmerung
   b) dauernde Verschlimmerung

Vorerkrankung

Hierbei sind nicht nur etwaige röntgenologische Veränderungen an der Wirbelsäule wie Osteochondrose, Osteoporose und ähnliches zu berücksichtigen, sondern auch die frühere Wirbelsäulenanamnese.

Art des Traumas

Hierbei geht es nicht nur um die Analyse der Schwere der Gewalteinwirkung in Relation zu den traumatisch bedingten Schädigungen an der Wirbelsäule, sondern es geht auch um die Bewertung des Traumas im versicherungsrechtlichen Sinn. Der Arbeitsunfall ist definiert als ein „plötzlich eintretendes, zeitlich eng begrenztes Ereignis, welches den Versicherten körperlich schädigt *und* mit einer Versichertentätigkeit in ursächlichem Zusammenhang steht." Der Begriff „plötzlich" kann hierbei bis zur Zeitdauer einer Arbeitsschicht ausgedehnt werden. Krankheitszeichen, die während betriebsüblicher Arbeit auftreten, sind aber nur dann als Unfall im Sinne der Reichsversicherungsordnung (RVO) zu betrachten, wenn ein *zusätzliches* Ereignis mit Abweichung vom betriebsüblichen Verlauf eingetreten ist. Gerade das so häufig angeschuldigte Verhebetrauma ist damit aus dem Versicherungsschutz herausgenommen. Anzuerkennen war in meiner Begutachtungspraxis im letzten Jahr jedoch ein Verhebetrauma eines Holzarbeiters, als dieser beim Heben eines Baumstamms abrutschte und sofort über schwerste Rückenschmerzen klagte.

Bei der privaten Unfallversicherung gelten die *allgemeinen Versicherungsbedingungen,* bei denen auch Verrenkungen, Zerrungen und Zerreißungen infolge plötzlicher Kraftanstrengung als Unfall anerkannt werden. Das kann dazu führen, daß ein schädigendes Ereignis im Rahmen der privaten Unfallversicherung anerkannt, für die berufsgenossenschaftliche Begutachtung jedoch abgelehnt werden muß.

Verschlimmerung des vorbestehenden Leidens

Die Einschätzung der Traumafolgen für das vorbestehende Leiden beinhaltet die Frage nach der Verschlimmerung, nämlich ob vorübergehend oder dauernd.

Bei der Begutachtung von Traumafolgen an der vorgeschädigten Wirbelsäule ist dem Trauma wenn überhaupt nur die Rolle eines *Zusatzimpulses* zuzuschreiben, durch welchen aus einer latenten Bandscheibeninsuffizienz eine manifeste Wirbelsäulenerkrankung wird. Solche Zusatzimpulse können aber auch viele körpereigene Einwirkungen auf die Wirbelsäule sein wie Drehungen, unbelastetes Bükken, Aufrichten aus gebeugter Haltung oder auch durchaus nichtmechanische Einflüsse toxischer, entzündlicher oder witterungsabhängiger Art. Das oft plötzlich einsetzende, dramatische, schmerzhafte Krankheitsbild erzeugt beim Betroffenen die psychologische Reaktion, den Schmerzanfall als Unfall einzustufen. Die Frage ist, ob nicht der plötzlich einsetzende Schmerz bei einer physiologischen Arbeitsbewegung dazu geführt hat, daß der Betroffene „zu Boden ging".

Die Frage einer vorübergehenden und damit zeitlich begrenzten Verschlimmerung des vorbestehenden Wirbelsäulenleidens durch ein Trauma kann im Einzelfall zu bejahen sein, wobei die Dauer der vorübergehenden Verschlimmerung gewöhnlich nicht länger als ein halbes Jahr beträgt. Eine richtungsgebende und damit dauernde Verschlimmerung ist dagegen nur in äußerst seltenen Fällen anzunehmen. In diesem Zusammenhang sei darauf verwiesen, daß im Unfallversicherungsrecht bei einem traumatischen Bandscheibenvorfall eine Duldungspflicht zur Operation besteht, da sie in Lokalanästhesie durchgeführt werden kann.

Nachbehandlung operierter Bandscheibenpatienten

Aus einer Untersuchung von TILSCHER (1984, persönliche Mitteilung) ist zu ersehen, daß offensichtlich im Umgang mit diesen Patienten eine große Unsicherheit herrscht. TILSCHER hat 8 Universitätskliniken befragt (Tabelle 11).

174

Tabelle 11. Belastungen nach Bandscheibenoperation im Krankenhaus (Schwankungsbreite nach Angaben von 8 Universitätskliniken; TILSCHER 1984)

Aufstehen	frühestens Operationstag–14. Tag
Sitzen	frühestens 3. Tag–17. Tag
Treppensteigen	frühestens 3. Tag–14. Tag
Krankengymnastik	frühestens 2. Tag–21. Tag

Hierbei fand er, daß die Patienten z. T. am Operationstag aufstehen durften, andere Patienten nach der Operation 14 Tage strenge Bettruhe verordnet bekamen. Ähnlich unterschiedlich sind die Angaben, wann der Patient zum ersten Mal nach der Operation sitzen darf oder wann er mit Treppensteigen belastet werden kann. Am erstaunlichsten sind aber die Differenzen bei der Frage, wann mit der Krankengymnastik begonnen wird: hier variieren die Angaben vom 2. bis zum 21. Tag! TILSCHER kommt in einer Zusammenfassung der Antwortergebnisse zu folgenden Auffassungen (Tabelle 12):

Tabelle 12. Belastungen nach Bandscheibenoperation (Empfehlungen nach TILSCHER 1984)

Längeres Stehen ($>$20 min)	3. Woche
Längeres Sitzen ($>$30 min)	3. Woche
Heben ($>$5 kg)	3. Monat
Beruf, sitzend (mit Pausen)	6. Woche
Beruf, stehend (leichte Arbeit)	8. Woche
Beruf, schwere Arbeit	6. Monat–12. Monat

Längeres Stehen sei ab der 3. Woche erlaubt (länger bedeutet $>$ 20 min), längeres Sitzen ($>$30 min) ebenfalls erst ab der 3. Woche, Heben ($>$5 kg) nach dem 3. Monat, Sitzen im Beruf frühestens nach der 6. Woche, Stehen im Beruf bei leichter Arbeit und mit Pausen nach der 8. Woche und schwere körperliche Arbeit erst nach dem 6.–12. Monat.

So begrüßenswert solche Richtlinien sind, so sehr möchte ich davor warnen, sie im Einzelfall quasi wie ein Dogma zu handhaben. Patienten, denen solche Richtlinien in einem Merkblatt mitgegeben worden sind, berufen sich z. B. darauf, daß sie auf keinen Fall vor dem 6. Monat wieder in den Beruf zurückkehren können. Natürlich empfinden diese Patienten ihre Arbeit in jedem Fall als schwer, v. a. wenn sie der Meinung sind, daß ihre Wirbelsäulenbeschwerden durch diese Arbeit mindestens verstärkt aufgetreten sind. Entscheidungen über die Belastbarkeit sollten individuell gehandhabt werden. Hierbei sind die Krankengymnasten vorzügliche Berater, denn sie können die Leistungsfähigkeit der Patienten sehr gut beurteilen, weil sie die Übungen täglich mit dem Patienten wiederholen und den Muskelstatus sehr konsequent verfolgen können.

Krankengymnastik kann allerdings auch schaden: Bei den Anschlußheilverfahren, die heutzutage von den Patienten fast erzwungen werden, erleben wir, daß manche Patienten zwar relativ beschwerdefrei dorthin geschickt werden, nach 4 Wochen dann zurückkommen und unter deutlich stärkeren Beschwerden leiden. Eine Nachfrage ergibt dann, daß die physikalische Behandlung eben nicht kunstgerecht und auf die Bedürfnisse einer operierten Wirbelsäule abgestimmt durchgeführt wurde.

Schlußbemerkung

LWS-Beschwerden sind sehr häufig und von größter sozialmedizinischer Bedeutung. Vieles erscheint verbesserungsbedürftig, eine ganze Reihe von Fragen sind sicher noch nicht endgültig geklärt. Verschleißerscheinungen sind nicht gleich Krankheitserscheinungen. Vielmehr können Verschleißerscheinungen Beschwerden machen, wobei die Beschwerden aber meistens nur vorübergehend und gut behandelbar sind. Das unsinnige Vorführen von Röntgenbildern demonstriert die irreversiblen Verschleißerscheinungen und führt allenfalls dazu, die Therapiebereitschaft der Patienten zu lähmen. Am Arbeitsplatz kommt nicht der Schwere der Belastung die größte Bedeutung zu, sondern dem Ausmaß der über normale Verschleißerscheinungen hinausgehenden Vorschädigung. Sie gilt es zu erkennen, diese Patienten gilt es von schweren Wirbelsäulenbelastungen fernzuhalten. Entscheidend für die Wirbelsäulenbelastung nach überstandener Krankheit und/oder Operation ist nicht nur der ärztliche Untersuchungsbefund, sondern auch der krankengymnastische Muskelstatus. Nicht die vollständige Schonung der Wirbelsäule ist die beste Prophylaxe, sondern das Belasten und Heben in der richtigen Technik („back school"), zudem eine Kräftigung der die Wirbelsäule aufrichtenden und sichernden Muskulatur. Dann ist auch die durch Verschleißerscheinungen gezeichnete Wirbelsäule sowohl im Beruf wie in der Freizeit noch durchaus belastbar.

Anhang

MERKBLATT FÜR PATIENTEN NACH BANDSCHEIBENOPERATION[1]

Was ist ungünstig?

1. Zu langes Stehen an einer Stelle oder zu langes Sitzen, z. B. bei Autofahrten (möglichst nicht vor Ablauf von 8 Wochen selber fahren, vorher nur als Beifahrer im Liegesitz) oder beim Fernsehen.
2. Sportarten, bei denen die Wirbelsäule extrem belastet oder gestaucht wird, z. B. Skiabfahrtslauf, Tennis, Squash, Reiten, Kegeln.
3. Brustschwimmen für ca. 6–8 Wochen möglichst vermeiden (wegen starker Wirbelsäulenüberstreckung).
4. Extreme Wirbelsäulenbewegungen, v. a. extreme Drehbewegungen; keine schwung- u. ruckhaften Wirbelsäulenbewegungen machen.
5. Falsches einseitiges Sitzen, Stehen, Bücken oder Heben (in den ersten 4–6 Wochen das Heben von schweren Gegenständen vermeiden).
6. Massage oder Unterwassermassage an der Operationsnarbe.

ALLGEMEIN GILT: Vermeiden Sie Übungen und Bewegungen, die Ihnen Schmerzen bereiten!

---

1 Anregungen sind entnommen aus dem Buch: Oldenkott P (1983) Ärztlicher Rat für Patienten mit Bandscheibenschäden. Thieme, Stuttgart

Was ist günstig?

1. Gehen oder Liegen, d.h. entweder gleichmäßige Bewegung oder Ruhestellung für die Wirbelsäule. Aus der Rückenlage *immer* über die Seitenlage zum Sitzen hochstützen und entsprechend über die Seite hinlegen.
2. Fahrradfahren, Skilanglauf, Wandern (nach 2–3 Monaten), Rückenschwimmen (in den ersten 6–8 Wochen).
3. Kräftigende Übungen für die Rumpfmuskulatur, z.B. Stemmübungen. Dabei wieder extreme Wirbelsäulenbewegungen (Katzenbuckel oder Hohlkreuz, Drehbewegungen, Nachfedern) vermeiden.

Stemmübungen zur Rumpfstabilisation (siehe Beitrag Seite 151)

Günstige Bewegungsabläufe

Bei Gebrauchsbewegungen, z.B. allen Bewegungen beim An- und Ausziehen, darf die Wirbelsäule bewegt werden.

Stehen: Das Gewicht gleichmäßig auf beide Beine verteilen (nicht auf einem Bein stehen).

Sitzen: Die Wirbelsäule soll locker aufgerichtet sein, d.h. weder im Hohlkreuz noch mit rundem Rücken sitzen. Tiefe und weiche Sitzmöbel vermeiden.

Bücken: Mit möglichst geradem Rücken in die Knie gehen und dabei die Bauchmuskeln anspannen.

Heben: Das Gewicht der Last soll auf ein erträgliches Maß reduziert werden. Knie- und Hüftgelenke beugen, Bauchmuskeln anspannen, Rücken lang machen und die Last so nahe wie möglich zum Körper hin anzuheben. *Erst Heben, dann Drehen!* Entsprechend beim Absetzen von Lasten (in umgekehrter Reihenfolge) verfahren.

Bestehen noch postoperative Beschwerden, sind diese evtl. mit Eis- bzw. Fangopackungen zu lindern.

Nehmen Sie nach Ihrem stationären Aufenthalt möglichst weiterhin am Bewegungsbad teil.

Literatur

Bundesminister für Arbeit und Sozialordnung (1977) Anhaltspunkte für die ärztliche Begutachtung Behinderter nach dem Schwerbehinderten-Gesetz. Köllen, Bonn

Bundesverband der Ortskrankenkassen (1981) Statistik der Ortskrankenkassen. Krankheitsarten-, Krankheitsursachen- und Sterblichkeits-Statistik sowie Gliederung der Arbeitsunfähigkeits- und Krankheitsfälle nach ihrer Dauer.

Cremona E (1972) Die Wirbelsäule bei den Schwerarbeitern der Eisen- und Stahlindustrie sowie des Bergbaus. Kommiss. Europ. Gem. Generaldir. Soz. Angelegenheiten Dok Nr. 1911/72 d

Ebersbach W (1976) Sozialmedizinische Bedeutung der Wirbelsäulen-Syndrome und des Weichteilrheumatismus. Hippokrates 47: 287

Haferkamp G (1978) Kreuzschmerz aus neurologischer Sicht. In: Wörz R, Gross D (Hrsg) Kreuzschmerz. Fischer, Stuttgart New York

Jaeger F (1951) Der Bandscheibenvorfall. de Gruyter, Berlin

Jörg J (1975) Die Beurteilung traumatischer Schäden am Rückenmark und Wirbelsäule. In: Nervenärztliche Gutachtertätigkeit, Haftpflicht-Fragen. [Sonderband]

Junghanns H (1959) Wirbelsäule: Schmerz-Trauma-Begutachtung. Hippokrates, Stuttgart

Junghanns H (1979) Die Wirbelsäule in der Arbeitsmedizin, Teil 1: Biomechanische und biochemische Probleme der Wirbelsäulenbelastung. Hippokrates, Stuttgart

Junghanns H (1979) Die Wirbelsäule in der Arbeitsmedizin, Teil 2: Einflüsse der Berufsarbeit auf die Wirbelsäule. Hippokrates, Stuttgart

Junghanns H (1980 a) Wirbelsäule und Beruf. Hippokrates, Stuttgart

Junghanns H (1980 b) Die Wirbelsäule unter Berufsbelastung. In: Junghanns H (Hrsg) Wirbelsäule und Beruf. Hippokrates, Stuttgart

Krämer J (1978) Bandscheibenbedingte Erkrankungen. Thieme, Stuttgart

Krämer J (1980) Die arbeitsmedizinische Beurteilung der Wirbelsäule aufgrund neuer Untersuchungen über die Biomechanik der Zwischenwirbelscheibe. In: Junghanns H (Hrsg) Wirbelsäule und Beruf. Hippokrates, Stuttgart

Lob A (1954) Die Wirbelsäulenverletzungen und ihre Ausheilung. 2. Aufl. Thieme, Stuttgart

Niethard FU (1980) Der Kreuzschmerz. Banaschewski, München

Oldenkott P (1983) Ärztlicher Rat für Patienten mit Bandscheibenschäden. 3. Aufl. Thieme, Stuttgart

Reischauer F (1957) Wirbelsäulen- und Bandscheibenschäden. Ther Woche 8,3: 130

Schmorl G (1930) Beiträge zur pathologischen Anatomie der Wirbelbandscheiben und ihre Beziehungen zu den Wirbelkörpern. Acta Orthop. Unfallchir 29: 389

Thomalske G, Galow W, Ploke G (1978) Operationsergebnisse bei 2000 Fällen lumbaler Bandscheibenläsion. In: Wörz R, Gross D (Hrsg) Kreuzschmerz. Fischer, Stuttgart

Verband Deutscher Rentenversicherungsträger (1982) Statistik Rentenzugang 1982 in der deutschen gesetzlichen Rentenversicherung einschließlich Rentenwegfall/Rentenumwandlung. Bd 60, Frankfurt/Main

Verband Deutscher Rentenversicherungsträger (1982) Statistik Rehabilitation: Leistungen zur Rehabilitation und zusätzliche Leistungen der gesetzlichen Rentenversicherung im Jahre 1982. Bd 61, Frankfurt/Main

Wörz R, Gross D (1978) Kreuzschmerz. Fischer, Stuttgart

Zukschwerdt L (1959) Wirbelblockierung und Trauma unter besonderer Berücksichtigung prädispositioneller Momente. In: Junghanns H (Hrsg) Wirbelsäule: Schmerz – Trauma – Begutachtung. Hippokrates, Stuttgart

Sachverzeichnis

Abtropfsequester 20
Abusus 89, 90
ärztliche Führung 87, 88, 93
ärztliches Aufklärungsgespräch 87
Ätiologie 9
Aggravation 86
akute Kompression 40
Alkoholabusus 89
allergische Genese 9
Alter der Wurzelausfallssympto-
  matik 40
Altersosteoporose 25
Altersverteilung 31
Alterungserscheinungen 85
Analgetika 103, 104
Analgetika, antiphlogistische 98
Analgetika, Nebenwirkungen 108,
  109, 110
Analyse der Berufe 167
Anamnese 29
Anamnesenlänge 32
Anerkennung beruflicher Bela-
  stung 167
Angiom 35
Ankylose 23
Anlagevarianten 59
Anomalien der Wirbelgelenke 68
Anschlußheilverfahren 176
Antiphlogistika, nicht steroidale 99
antiphlogistische Gemische 113
Anulus fibrosus 17
AOK-Statistik 162
apparative Diagnostik, Reihen-
  folge 137

Applikation, zirkadiane 114
Arbeitsfähigkeit 165
Arbeit in Zwangshaltung 166
Arbeitsunfähigkeit 161, 165
Arbeitsunfall 173
arterielle Verschlußkrankheit 82
Arthrose 25, 68
Arthrosis uncovertebralis 25
Arzneimittelinteraktionen 113
Attest 161
Aufklärungsgespräch, ärztliches 87
Ausdrucksorgan 93
Ausländer, sprachfremd 86
Ausschnittaufnahme 58
Autofahrer 177
autogenes Training 93
axonale Läsionszeichen 40
Azetylsalizylsäure 98

back school 88
Bandscheibe, Aufbau 17
Bandscheibe, Degeneration 136
Bandscheibe, Funktion 19
Bandscheibenoperationen 134
Bandscheibenoperation, anschlie-
  ßende Belastung 175
Bandscheibenoperation, erste 7
Bandscheibenpatient, operiert 92,
  174
Bandscheibenprotrusion, dorsolate-
  ral 23
Bandscheibenprotrusionen, multi-
  ple 74

Bandscheibenruptur 7
Bandscheibenruptur, trauma-
  tische 5
Bandscheibensequester 6
Bandscheibentyp 84, 91
Bandscheibenvorfall, traumatisch
  171
Bannwarth-Syndrom 40
Beckeninstabilität 30
Beckenkippung 76
Beckenschiefstand 29
Beeinträchtigungen der Befindlich-
  keit, nicht psychotische 83
Begutachtung 171, 174
Behandlung, krankengymnastische
  119, 151
Behandlung, medikamentöse 98,
  116
Behandlung, operative 134
Behindertenstatistik 162
Beinplexusläsion 45
Beinvenenthrombosen 120
Belastungen nach Bandscheiben-
  operation 175
Belastungen der Wirbelsäule 168 f.
belastungsabhängige Beschwerden 86
Beruf 166
berufliche Belastung 161
berufliche Probleme 161
berufliche Tätigkeit 165
berufsbedingte Wirbelsäulenschädi-
  gung 166
berufsbezogene Faktoren 167
Berufserkrankung 166, 170
berufsfördernde Maßnahmen 165
Berufsgenossenschaft 174
Berufsunfähigkeitsrente 161
Beschwerden 33
Beschwerden, postoperativ 86, 179
Bewegungsabläufe, günstige 179
Bewegungseinschränkung 28
Bewegungshemmung, schmerz-
  hafte 172
Bewegungssegment 8
Bewegungssegment, Insuffizienz
  23, 26

Bewegungssegment, Lockerung 23
Bewertung von Trauma 173
bildgebende Verfahren 38
Blasenstörungen 28
Blutungen in die Wirbelgelenke
  172
Brachialgia paraesthetica nocturna
  45
Bradykinin 101
Brustschwimmen 177
Bücken 179
BWS 25

Cauda-equina-Neurographie 44
Chemonukleolyse 121, 134
Chemonukleolyse, Auswahlkrite-
  rien 124
Chemonukleolyse, CT-Befund
  nach 131
Chemonukleolyse, Ergebnisse 130
Chemonukleolyse, Fehlschläge 130
Chemonukleolyse, Heilungsquote
  130
Chemonukleolyse, Indikation zur
  124
Chemonukleolyse, Kontraindikatio-
  nen 125, 126
Chemonukleolyse, Nachbehand-
  lung 130
Chemonukleolyse, Röntgenbefund
  nach 131
Chemonukleolyse, Technik 127
Chondrome 5, 6
chronisches Kompressionssyn-
  drom 40, 42
chronisches WS-Syndrom 23
chronische zervikale Myelopathie
  82
Chymopapain 122, 123
Chymopapain, Nebenwirkungen
  126
Claudicatio intermittens, neurogene 69
Claudicatio intermittens spinalis
  69, 72

Computer-Tomographie der LWS
38, 59
Computer-Tomographie, Anwendung und Aussagekraft 137
Coxarthrose 65

Dauerschädigungsfolge 172
Degeneration 20
degenerative Bandscheibenveränderung 20, 23
degenerative Veränderungen, Krankheitswert 23
Denervierungspotentiale 41
Dermatome 8
Dermatomstimulation 44
Depression, endogene 92
Depression, larvierte 92
destruierende Veränderungen 59
Deutsche Rentenversicherung 162
Differentialdiagnose 35, 65
Discus intervertebralis 17
Discus intervertebralis, sensible Nervenfasern 17
Disektomiematerial 20
Diskographie 8, 38, 64, 124
Diskotomie 5
Diskusdegeneration 136
Diskushysterie 10
Diskussequester 20
Diskuszermürbung 7
Distorsion des Bewegungssegmentes 172
Druckbelastung 169
Drucklast 169
Druckwerte in der Bandscheibe 168
Duldungspflicht 174
Durchgangssyndrom 81, 82, 83
dynamische Beanspruchung 25, 26

Eispackungen 179
Ekchondrom 5, 6
Elektromyographie 38
Enchondrom 6

endogene Depression 92
enger lumbaler Spinalkanal 68, 86
Engpaßsyndrome 35
Entartungsreaktion 43
Entlastungslaminektomie 77
Entstehung degenerativer Wirbelsäulenveränderungen 167
entzündliche Genese 9
entzündliche Veränderungen 9, 59
Entzündungen, zelluläre Interaktionen 112
Entzündungsmediator 100
Epidemiologie 22
Erschöpfungszustand 89
Erwerbsfähigkeit, Minderung der 162
Erwerbsunfähigkeit 165, 166
Erwerbsunfähigkeitsrente 161
experimentelle Ischias 8
extradurales Neoplasma 6
Extremitätenkennmuskeln 41

facet syndroms 68
Facettenhypertrophie 70
Fahrradfahren 178
Fangopackungen 179
Fehlbildungen 59
Fehlinterpretation 61
Fensterung 7, 139
Fernsehen 177
Fettleibigkeit 76
Fibrillationspotentiale 41
Flächenpressung 22
Foramen intervertebrale 68
Foramina intervertebralia, Einengung 68, 70
Form der Wirbelgelenke 70
Frakturen 59
Fremdanamnese 83
Frührentner 163 f.
Frustration 91
Funiculus vertebralis 4
Funikulitis 4
Funktionsaufnahmen 76
Funktionspsychose 81

Fußheberparese 38
F-Wellen-Diagnostik 39, 40

Gefährdungsstufung 171
Gelenkischias 2
Geschlechtsverteilung 31
Gesprächstechnik 93
Gewalteinwirkungen auf die LWS
 172
Glukokortikoide 89, 99
Gruppentherapie 93

Häufigkeit früherer Attacken 32
Halswirbelsäule 25, 163, 166
Haltung, gebückte 29
Haltungswechsel, kyphosierend 72
Heben 179
Hemilaminektomie 7, 77, 139
Heparin 119
Histamin 101
Höhenlokalisation 8, 24
Hoffmann-Tinelsches Zeichen 43
H-Reflex 39, 40, 45
Hüftgelenksaffektion 2, 30
Hyperlordose 76

Initialtrauma 172
Instabilität des Beckens 30
Interpedunkular-Abstände 70
Ischialgie 3, 4, 5, 6, 8
Ischialgie, uniradikuläre 7
Ischias, auslösende Faktoren 2
Ischias, experimentelle 8
Ischiasneuritis 4
Ischias nervosa 3
Ischias, Pathophysiologie 3 ff.
Ischiasschmerz, radikulär 73
Ischiasschmerzen, bilateral 74
Ischiasskoliose 3

Karpaltunnelsyndrom 44
Kaudasyndrom 31

Kegeln 177
Kennmuskeln 8, 41, 49
Kernspintomographie 38, 64
Knochenabbau 25 f.
Knochenanbau 23, 25 f.
knochenassoziierte chronische Be-
 schwerden 24
Knochenverletzungen 171
Knochen-Weichteil-Verletzungen
 172
knöcherner Spinalkanal 68
Knorpelknötchen 5
körperliche Arbeit 166, 167
Kollagenase 122, 123
Komplikationen bei Operation 144
Kompressionssyndrome 42
konservative Therapie 9, 87
Kontrastmittel 61
Konus-Kauda-Tumor 138
Konussyndrom 31
Konversionssymptomatik 40
Kosten-Nutzen-Analyse 64
Krankengymnastik 151, 176
Krankheitswert 68, 85, 87
Kreuzschmerz 2, 7, 91, 161

L4-Syndrom 49
L5-Syndrom 44, 49
Lähmungen 84
Längsbänder 23
Laminektomie 76
Langzeitergebnis 78
Lasegue-Zeichen 3, 65, 73
Leistungsfähigkeit 165
Leitgeschwindigkeitsverzögerung
 43
Leitungsanästhetika 118
Lendenbeugesteife 29
Lendenlordose 24
Lendenstrecksteife 29
Leukotriene 101
Liquor 60
Lockerung im Bewegungssegment
 23
Lokalanästhetika 119

Lokalisation des Schädigungsorts
  40
Lumbago 2, 8, 21, 33, 72
Lumbosakralgelenk 4
Luxation zweier Wirbelkörper 172

Magenulzera 100
Manifestationsorgan 93
manuelle Therapie 151
Massage 177
Mastdarmstörungen 28
MdE 162
Medikamente, Nebenwirkungen 98
Meningitis 35
Merkblatt 175, 177
Mieder, entlordosierend 76
Mobilisation 156
Mononeuritis 35
Morbus Bechterew 91, 163
multiple Bandscheibenprotrusio-
  nen 74
Muskelrelaxantien 90, 117, 118
Muskelstatus 176
Muskelsummenpotential 43
Muskelteste 154
myathrophische Lateralsklerose 35
Myelinläsion 40
Myelographie 8, 38, 61, 74, 85, 137
Myelopathie, vaskuläre 82
Myopathie 35

Nachbehandlung 174
Narbengewebe 59
Narzißmus 91
Neoplasma, extradurales 6
Nervenleitgeschwindigkeit 38, 43
Nervenstammstimulation 44
Nervus-ischiadicus-Läsion 45 f.
Neuralgie 3
Neuritishypothese 9
Neurographie 38
neurologische Ausfälle 33 ff.
neuroorthopädischer Befund 84, 86
Neurosarkokleisis 4

Nomenklatur 20
Nucleus pulposus 17

Operation 174
Operation, Indikationen 10, 22, 35,
  38, 138
Operation, Komplikationen 144
Operationsbefunde 140
Operationserfolge, Beurteilungs-
  kriterien 141
Operationsergebnisse 8, 141
Operationsindikation, relative 92,
  93
Operationstechnik 134, 139
operierte Etagen 140
operierte Patienten 90
Opiate 105
Organsprache 91
Ossifikation 23
osteophytäre Reaktionen 68

Panalgesie 92
Paraspastik 61
parenterale Applikation, Nebenwir-
  kungen 144
Pathophysiologie 3 ff.
Pedikelabstand, enger 73
Pedikelhypertrophie 70, 73
Peronaeusdrucklähmung 40, 43, 49
Persönlichkeitsstruktur 83, 84, 90
Pharmaka, Nebenwirkungen 99
Pharmaka, therapeutische Wirkung
  99
Pharmakotherapie, Probleme der
  98
physikalische Therapie 88
Plexus-lumbosacralis-Läsion 3, 40,
  45
Polyarthritis 91
Polyneuropathie 29, 44
Polyphasie, vermehrte 41
Polyradikulitis 29
Postdiskektomiesyndrom 147
Postlaminektomiemembran 77

185

postoperative Beschwerden 86, 179
Problempatienten 134, 147
processus uncovertebralis 25
Prolaps 8, 21
Prostaglandine 98
Protrusion 8, 21, 25
pseudomyotone Entladungen 41
pseudoradikuläres Syndrom 84
Pseudoradikulalgien 30
Psychodynamik 91
Psychogenese 45
Psychogenie per exclusionem 86,
  89
Psychoneurose 93
Psychopharmaka 118
Psychosomatik 90, 93

Quadrizepsparese 49

radikuläre Läsion 45, 68, 75
Radikulitis 4, 35, 40
Radikuloneuropathie 44
Randwülste 23
Ratschläge für Patienten nach OP
  177
Recessus lateralis 74 f.
Rehabilitationsbehandlung 164,
  167
Rehabilitationsmaßnahmen, Ergeb-
  nis 165
Rehabilitationsträger 164
Reichsversicherungsordnung 173
Reihenfolge der apparativen Dia-
  gnostik 65
Reinnervierung 42
Reinnervierungspotentiale 43
Reiten 177
Rente 88, 90, 163
Rentenbegehren 148
Rentenversicherungen 164
Reoperation 147
Rezidive 9, 32, 43, 59, 125, 147
Risikofaktoren 171
Röntgentomographie 38

Röntgenübersichtsaufnahme 58, 85
Rückenmarkkompression, disko-
  gene 7
Rückenschwimmen 178
Rumpfmuskelinsuffizienz 76
Rumpfstabilisation 178

S1-Läsion 45
sakrale Kyphose, fixierte 24
Sakroiliakalgelenk 4
segmentale Verteilung 35
Segmentinstabilität 76
Selbstheilung 24
Sensibilitätsstörungen 44
SEP-Diagnostik 38, 44, 45
Sequester 139
Sexualität, gestörte 91
Sitzen 179
Sitzhaltung 91
Skilauf 177
somatosensorisch evozierte Poten-
  tiale 38, 44, 48
soziale Probleme 161
sozialmedizinische Aspekte 161,
  176
sozial-ökonomische Bedeutung 164
spinale Muskelatrophie 35
spinale Raumforderung 35
spinales Neoplasma 35
Spinalkanal, knöcherner 68
Spondylitis 145
Spondylodiscitis 146
Spondylolisthesis 125
Spondylosis 20, 23, 25, 163, 172
Spontanaktivität, pathologische 40
Sportarten 161
Squash 177
symptomarmer Bandscheibenvorfall 61
symptomloser Bandscheibenvorfall 62
Symptomverstärkung, iatrogene 86
syphilitische Genese 4
Schäden der Wirbelbogengelenke
  172

Schipperkrankheit 166
Schlafinduktion 90
Schmerzanfall 174
Schmerzdistanz, vermehrte 90
Schmerzen 28, 83, 84, 89
Schmerz-Schlafmittelabusus 89
Schmerzschwelle 89
Schrägaufnahme 58
Schrittmacherpatienten 64
Schwerpunktpolyneuropathie 40
Stabilisation, Übungen zur 159
Stehen 179
Stellung der Wirbelgelenke 70
Stemmübungen zur Rumpfstabilisa-
   tion 178
Stenose des lumbalen Wirbelkanals
   69, 76, 125
Stoffwechselstörung der Band-
   scheibe 20
Stufenbett 90, 117
Stufendiagnostik 65

Tätigkeit über Kopf 166
Tennis 177
Tetraspastik 61
Therapie, konservative 116
Therapie, manuelle 151
Therapie, physikalische 88
Therapiebereitschaft 176
Therapieerfolg 35
Therapieresistenz 92
Thromboseprophylaxe 119
Tibialis-anterior-Syndrom 35
Tranquilizereffekt 90
Trauma 20
Trauma der LWS, Begutachtung
   173
Trauma der LWS, Versicherungs-
   recht 173
Traumafolgen 172ff.
traumatischer Bandscheibenvorfall
   5, 171, 174
Trendelenburgsches Zeichen 30

Überforderungszustand 89
Übungsbehandlung nach Brunkow
   131
Unfall 173
Unfallversicherung, private 173
Unfallversicherungsrecht 174
Unkovertebralregion 25
Untersuchung 29, 153
Unterwassermassagen 177

Varicosis 35
vaskuläre Myelopathie 82
vegetative Symptome 28, 31
Verhebetrauma 161, 173
Verschleißerscheinungen 85, 87,
   176
Verschlimmerung 174
Verschlußkrankheit, arterielle 82
Versicherungsrecht 173
Verwachsungen, postoperative 147
Vibration 166
Vorerkrankungen 173
Vorschädigungen der Wirbelsäule
   172, 174

Wallersche Degeneration 43
Wandern 178
Weichteilveränderungen 24
Weichteilverletzungen 171
Weiterbeschäftigung im alten Beruf
   165
Wirbelblockierung 172
Wirbelgelenke, Anomalien 68
Wirbelgelenke, Einblutungen 172
Wirbelgelenke, Form 70
Wirbelgelenke, Stellung 70
Wirbelgelenksaffektion 30
Wirbelgelenksarthrosen 76
Wirbelgleiten 76
Wirbelkanalstenose 5
Wirbelsäule im Beruf 166
Wirbelsäule im Sitzen 169
Wirbelsäule, vorgeschädigt 172,
   174

Wirbelsäulenbeeinträchtigung,
  funktionelle 90
Wirbelsäulenschädigung, berufs-
  bedingt 166
Wirbelsäulensyndrom, psychosoma-
  tisch 93
Witterungsabhängigkeit 9
Wurzelausfallssyndrome 38, 40, 42,
  44

Wurzelneurinom 138
Wurzelreizsymptomatik 40, 42
Wurzelschädigung 29

zervikale Myelopathie 82
zirkadiane Applikation 114
Zusatzdiagnostik, apparative 65
Zusatzimpuls 174

Der Anfallskranke in der ärztlichen Sprechstunde

Herausgeber: **B. Kügelgen, A. Hillemacher**
1984. 32 Abbildungen, 26 Tabellen.
X, 191 Seiten (Kliniktaschenbücher)
Broschiert DM 19,80. ISBN 3-540-12950-2

Neben der Pathophysiologie, Klinik, und Differentialdiagnose der Anfallszustände im Kindes- und Erwachsenenalter werden auch genetische Fragen, die Wertigkeit herkömmlicher und neuerer diagnostischer Methoden, neueste Erkenntnisse der Grundlagenforschung, Probleme der medikamentösen Therapie sowie der Compliance, Epilepsie und Psychose und berufliche sowie rechtliche Fragen besprochen.

Inhaltsübersicht: Einleitung. – Methoden und neue Erkenntnisse der Grundlagenforschung in der Epileptologie. – Zur Genetik der Epilepsien. – Pathophysiologie und Klinik der Epilepsien im Erwachsenenalter. – Klinik der kindlichen Epilepsien. – Epilepsien und Psychosen. – Differentialdiagnose anfallsartiger Bewußtseinsstörungen. – Indikation, Aufwand, Aussagefähigkeit, Provokationsmethoden des Elektroenzephalogramms in der nervenärztlichen Praxis bei Verdacht auf Anfallsleiden. – Computertomographie bei Anfallskranken: Indikation und Aussagefähigkeit. – Diagnostik und Therapie von Anfällen mit Hilfe des Intensive-Monitoring. – Pharmakologie und Toxikologie von Antikonvulsiva. – Medikamentöse Therapie des Anfallskranken. – Therapie der kindlichen Epilepsien. – Compliance bei Anfallskranken. – Berufliche Fragen bei Anfallskranken. – Rechtliche Besonderheiten bei Anfallskranken.

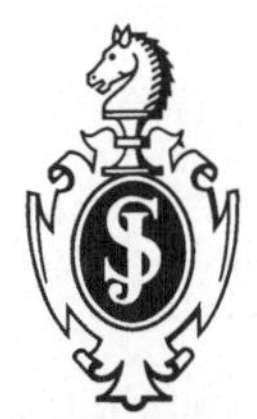

Springer-Verlag
Berlin
Heidelberg
New York
Tokyo

Neuroorthopädie 1

Halswirbelsäulenerkrankungen mit Beteiligung des Nervensystems

Herausgeber: **D. Hohmann, B. Kügelgen, K. Liebig, M. Schirmer**
1983. 133 Abbildungen. XII, 329 Seiten
Gebunden DM 120,–
Subskriptionspreis Gebunden DM 96,–
ISBN 3-540-12145-5

Neuroorhtopädie 2

Lendenwirbelsäulenerkrankungen mit Beteiligung des Nervensystems

Herausgeber: **D. Hohmann, B. Kügelgen, K. Liebig, M. Schirmer**

1984. 293 Abbildungen. XX, 588 Seiten
Gebunden DM 120,–
Subskriptionspreis Gebunden DM 96,–
ISBN 3-540-12219-2
(Der Subskriptionspreis gilt bei Abnahme beider Bände)

Neuroorthopädie ist ein fächerübergreifender Begriff für Erkrankungen des Bewegungsapparates und des Nervensystems.
Aus der Sicht aller beteiligten Fachgebiete werden in **Neuroorthopädie 1** die Erkrankungen der Halswirbelsäule mit Beteiligung des Nervensystems dargestellt. **Neuroorthopädie 2** behandelt die Störungen der Lendenwirbelsäule und des beteiligten Nervensystems.
Anatomische und radiologische Besonderheiten der Region werden ebenso berücksichtigt wie die klinische Diagnostik, die unter fachlich verschiedenen Gesichtspunkten diskutiert wird. Einen großen Raum nimmt die Beschreibung therapeutischer Verfahren ein, die von der Manualtherapie über die operativen Verfahren und die Chemonukleolyse bis zur Traumatologie und Rehabilitation reichen.

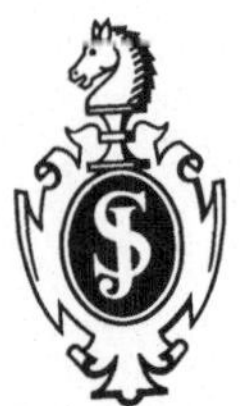

Springer-Verlag
Berlin
Heidelberg
New York
Tokyo